YOGA

SABIDURÍA ETERNA

MILLENIVM

Luva Om

YOGA
SABIDURÍA ETERNA

Tradición universal

VERGARA

BARCELONA · MÉXICO · BOGOTÁ · BUENOS AIRES · CARACAS
MADRID · MIAMI · MONTEVIDEO · SANTIAGO DE CHILE

Fotografías de Alejandro Fuentevilla

Yoga, sabiduría eterna. Tradición universal
Primera edición: junio de 2015

D.R. © 2015, Luva Om
D.R. © 2013, Ediciones B México, S. A. de C. V.
    Bradley 52, Anzures DF-11590, MÉXICO

ISBN: 978-607-480-832-2

Impreso en México | *Printed in Mexico*

El fuego del yoga destruye el Karma

Anónimo

Somos seres eternos, siempre hemos existido

Anónimo

Se nos ha dado la oportunidad de tomar el control
de nuestros cuerpos físicos, no la desperdiciemos

SK Pattabhi Jois

Llegarás al yoga en esta vida si lo practicaste
en una vida previa; incluso en contra de tu
voluntad, te sentirás atraído a él como un imán

Bhagavad Gita

Introducción

LA ERA DIGITAL NOS HA ALCANZADO A TODOS, TAMBIÉN AL YOGA. Gracias a los puentes tecnológicos de comunicación casi cualquier humano con acceso al mundo virtual quiere, sabe, practica o ha tenido algún contacto con esta disciplina.

El yoga es una tradición milenaria en India, pero Occidente descubrió la existencia de esta forma de vida apenas en el siglo xix. Su ejecución causó fascinación y curiosidad, pero se le trató como una práctica exótica y rara. Así, lentamente, comenzó a formarse alrededor del mundo una idea sobre este conocimiento. La imagen de un yogui enredado como un nudo quedó plasmada en el imaginario colectivo.

Durante los siglos xix y xx, en varias ocasiones se dieron distintos contactos entre maestros de India y Occidente, y la historia moderna del yoga comenzó a perfilarse. BKS Iyengar, Swami Vivekananda Yogananda, Indra Devi y SK Pattabhi Jois fueron pioneros en exportar esta manera de vivir al resto del planeta[1].

En 1938, Eugenie Peterson (Indra Devi), una mujer de origen ruso, se convirtió en la primera extranjera en ser autorizada por el gran gurú Sri Tirumalai Krishnamacharya para trasmitir la filosofía del yoga. Ella se encargó de llevar este conocimiento a China, Estados Unidos y México. Indra fue, sin proponérselo, quien llenó de glamur a esta

---

1 Las siglas que anteceden al nombre de un gurú señalan quién fue su maestro principal, en el caso de Iyengar, BKS indica que su mentor fue Bellur Krishnamachar Sundararaja. SK: Shri Krishna Pattabhi Jois.

disciplina al compartirla en Hollywood, pues tuvo alumnas de la talla de Greta Garbo y Marilyn Monroe.

Anteriormente muchos occidentales habían ido y venido a India en busca de lo mismo: un camino, un gran maestro, la iluminación, etc. El yoga gurú BKS Iyengar había visitado Londres en 1954 y Estados Unidos en 1956; estos hechos, sumados a su notoriedad en Reino Unido en la década de los años sesenta, fueron factores que abonaron al proceso de la masificación de esta forma de pensamiento. Pero otro de los inicios de la popularización mundial de la práctica física del yoga (hay cuatro tipos) salió de Mysore, India, y aterrizó en Encinitas, California, en los setenta. En estas playas con gusto por lo alternativo y lo saludable pudo incubarse una más de las semillas del yoga.

En la primera mitad del siglo xx fue común que varios maestros de India difundieran en Occidente enseñanzas relacionadas con el yoga, pero generalmente eran de carácter devocional, filosófico o ritual. La práctica física era poco frecuente.

En 1920 Paramahansa Yogananda llegó a América y fundó la Self Realization Fellowship, además publicó *Autobiografía de un yogui*. Él es sin duda el maestro pionero, el padre del yoga en Occidente.

En 1959, Swami Vishnudevananda, seguidor de Swami Sivananda, instituyó el primer centro Sivananda Yoga Vedanta, en Montreal, Canadá, y desde ahí continuó difundiendo la práctica de su estilo por todo Norteamérica.

La década de los años setenta estaba sedienta de ideas alternativas; unos jóvenes americanos, buscando en India un camino espiritual variado, encontraron en la ciudad de Mysore la raíz más tradicional del yoga. Aprendieron un método físico ancestral de esta disciplina (Ashtanga Yoga) y decidieron llevarlo a Estados Unidos. Justamente era el mismo estilo proveniente del linaje que Indra Devi había comenzado a difundir en la década de los años cincuenta. Sin embargo, el mundo en esta ocasión ya estaba preparado para incubar esa semilla en California, para que el fruto que de ahí naciera conquistara al planeta entero. Esas playas y esa arena tuvieron la gracia, el poder, el momento y la comunidad adecuada para apropiarse de una disciplina tradicional de India, catapultarla hacia el mundo y volverla vanguardia.

Como los procesos culturales y sociales son lentos, tuvieron que pasar tres décadas para que el yoga dejara de ser un concepto extravagante en la mente de las personas, y se convirtiera en una práctica diaria para millones de seres humanos.

La *hipercomunicación* de la era digital es el factor que ha potenciado la difusión de una disciplina ancestral, que resistió latiendo en India por cinco milenios. El poder transformador del yoga es tan grande que actualmente define tendencias de nutrición, costumbres, moda, e incluso propone formas amables de tratarnos los unos a los otros. La influencia de esta manera de vivir en el mundo de hoy pone sobre la mesa una cultura de bienestar.

Las redes sociales (Instagram, Twitter, Facebook, Pinterest, etc.) impulsan la influencia del yoga y construyen una comunidad virtual con *hashtags* como: #om, #yoga, #ashtanga, #ashtangayoga #yogaeverydamnday, #yogaeveryday, #yogapants, #yogaeverywhere, entre otros.

La pandemia del yoga es una excelente noticia para la salud física y mental de la humanidad, por eso hay que contagiarse.

Origen
y tradición

E L YOGA ES LA APORTACIÓN MÁS VALIOSA DE INDIA A LA HUMA-nidad. Se sabe que 2500 años antes de Cristo ya se practicaba en el Valle del Indo. Hay evidencias arqueológicas, como sellos de arcilla, con personajes realizando posturas características de esta disciplina.

En la tradición hinduista hay muchos textos antiguos, escritos o trasmitidos en sánscrito, llamados *Vedas*, donde se menciona la palabra "yoga" varias veces. Por ejemplo, en uno de los *Vedas* más famosos de la costumbre épica hinduista, el *Mahabarata*, contiene el texto llamado *Bhagavad Gita*; ahí, el dios Krishna le habla al héroe Arjuna sobre el yoga y le explica en una conversación de 700 versos puntos cruciales del comportamiento humano. El escrito está repleto de enseñanzas que dan cuerpo a la filosofía del yoga y a los códigos hinduistas. El dios explica a Arjuna conceptos como el Camino de la acción, el Camino del conocimiento, el Camino a la realización, el Camino del amor divino, etc.

El primer texto que trata en su totalidad sobre el tema, *Yoga Sutras*, escrito por el sabio Patanjali, es también el más importante, y se cree que fue escrito hace 1700 años[2].

En este libro, Patanjali explica exactamente cómo debe realizarse la práctica del yoga a través de 196 aforismos escritos en sánscrito. Se

2   La fecha es incierta; Georg Feuerstein dice que este maestro vivió en el siglo II después de Cristo, aunque otros eruditos lo sitúan antes de nuestra era.

trata de un instructivo sorprendente, un mapa donde se asegura que un humano puede preparar el cuerpo y la mente para transformarse en un superhumano, un Atman, que según algunas traducciones, quiere decir "ser supremo", "ser iluminado" o "realización del ser supremo". El manual de Patanjali promete que, a través de la práctica del yoga, se pueden obtener poderes extraordinarios, pero es justo aclarar que el verdadero significado de las palabras se diluye en la interpretación del sánscrito.

Este sabio menciona que cuando se alcanzan los caminos más altos del yoga como Dhyana (meditación) y Samadhi (iluminación), se obtienen poderes o cualidades como la clarividencia, viajar en el espacio, desafiar las leyes físicas o adquirir las características de animales en los que uno se concentre, como poseer la fuerza de un elefante, por ejemplo.

El texto está plagado de metáforas sujetas a la afinidad de los intérpretes. Si las palabras se deben tomar en sentido literal o metafórico, depende de las creencias individuales de cada lector. Una cosa es cierta: la constancia en el yoga —aseguran todos los yoguis— revelará al practicante el significado del universo. "Practica y todo vendrá", como decía Sri KP Jois.

Uno puede enredarse la cabeza tratando de comprender la traducción, el significado y las metáforas de Patanjali, pero es sólo en la disciplina del día a día que un ser humano comienza a dimensionar el poder del yoga.

Algo se ha comprobado a través de la experiencia una y otra vez: el yoga fortalece, rejuvenece, desintoxica, flexibiliza y cura tanto el cuerpo, como la mente. Quien practica se siente tan fuerte como un elefante, tan ligero como un ave en vuelo, y su sentido de la intuición se agudiza de tal forma que se podría cumplir la metáfora de la clarividencia.

Aunque otros textos tradicionales escritos en India, anteriores a la era cristiana, como los *Upanishads*, mencionan la palabra "yoga", las enseñanzas de Patanjali en los *Yoga Sutras*, el *Bhagavad Gita* en el *Mahabharata* y el *Hatha Yoga Pradipika* son la principal fuente de conocimiento para esta disciplina (#PatanjaliLuvaOm).

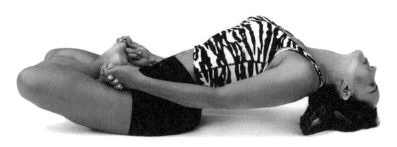

Mito del descubrimiento del yoga

Según la mitología hindú, nido cultural donde nació el yoga, esta práctica fue descubierta (inventada) por el dios Shiva, quien la trasmitió a su esposa Uma Parvati y al dios pez Matsyendra. Este último es quien la enseñó a los humanos.

Cuenta la leyenda que después de una larga meditación de varios siglos, Shiva bajó del monte Kailash, en la cordillera del Himalaya, y fue a buscar a su esposa; le contó que durante su abstracción había descubierto el yoga y le habló de sus bondades y poderes. Shiva y Parvati se dedicaron a practicar esta nueva disciplina a orillas de un lago, donde Matsyendra, un pez que por ser la primera encarnación del dios Visnú tenía el poder de escuchar, quedó tan entusiasmado con las palabras de Shiva que aprendió yoga y se iluminó.

Así, Shiva se convirtió en el primer maestro, o *gurú*, y Matsyendra en el primer alumno, *chela*. En la práctica física del yoga se recuerda a Matsyendra con la postura del pez: Matsyasana (#matsyasanaLuvaOm).

En el primer capítulo del *Hatha Yoga Pradipika* se enlistan los nombres de los maestros que sucedieron a Shiva, en un registro del linaje ininterrumpido de conocimiento: "Shiva, Matsyendra, Shabara, Anandabhairava, Caurangi, Mina, Goraksha, Virupaksha, Bileshaya, Manthana, Bhairava, Siddhi, Buddha, Kantadi, Korantaka, Surananda, Siddhapada, Carpati, Kaneri Pujyapada, Nityanatha, Niranjana, Kapalin, Bindunatha, Kakacandishvara, Allama, Prabhudeva, Ghodacolin, Tintini, Bhanukin, Naradeva, Khanda, Kapalika y muchos otros grandes *siddhas* (sabios, con poderes, perfectos) que han conquistado el tiempo con el poder del Hatha Yoga, y han podido moverse por el universo".

Entre el mito y la realidad, el Yoga ha llegado hasta este siglo, ha atravesado fronteras geográficas, ideologías, idiomas, religiones: cada vez que alguien lo practica, se demuestra que es posible conquistar el tiempo. Cada maestro que ha transmitido el conocimiento ha servido de correo humano.

Yoga

Yoga es calmar los patrones de la mente.

PATANJALI, en los *Yoga Sutras*

Entre más callado estés, más podrás escuchar

Anónimo

EL YOGA *NO* ES UNA RELIGIÓN. ES PRACTICADO POR HUMANOS DE todas las creencias, sin importar género, religión, idioma, raza o etnia; a pesar de que hay países musulmanes donde está prohibido y religiones que lo condenan, el yoga flota en el tiempo, encontrando la manera de seguir iluminando a los humanos. Es parte de la herencia cultural de la humanidad.

Etimológicamente *yoga* tiene muchos significados, ya que el sánscrito es un idioma que, en vez de definir una palabra, habla de sus características. El vocablo puede definir varias cosas: "unir", "juntar", "pegar", "enlazar", "conectar", "método", "aplicar", "combinar". Hay un margen amplísimo en la interpretación del sánscrito, una lengua hermosa y críptica.

Hace dos siglos, con los primeros intentos por traducir y definir yoga, la palabra "unión" le sonaba bien a todo el mundo occidental: "yoga igual a unión." Pero los antiguos textos en sánscrito se refieren a la acción de unir o conectarse con lo absoluto y ver la realidad total. En esta era digital creo que el verbo "conectar" define mejor el proceso del yoga en nuestras mentes acostumbradas a la tecnología: yoga es conectarse a la conciencia universal, plena; a la realidad total. Yoga es un verbo, que se traduce como la "acción de conectarse" con el gran todo, es decir, darse cuenta de la realidad e iluminarse.

Por suerte, Patanjali define yoga en su segundo sutra: *yogas citta vrtti nirodhah*, es decir, "yoga es calmar los patrones de la mente[3]". La acción de conectarse se logra calmando los patrones de la mente.

Sólo practicando y estudiando acerca de la ciencia del yoga es posible formarse una idea del significado real del concepto. La palabra está llena de simbolismos. Como yo lo veo en este momento de mi práctica, yoga es el proceso de conectarse a la realidad total.

En el camino a calmar la mente, un humano que *hace* yoga fortalece, embellece, rejuvenece, flexibiliza y cura su cuerpo físico. Todos los practicantes frecuentes de esta disciplina tienen organismos fuertes y hermosos. La recompensa física y estética la hacen una actividad sumamente atractiva para quien se inicia. El hecho de que el cuerpo se transforme es apenas la punta del iceberg, una bienvenida generosísima que da el yoga como regalo introductorio a los humanos.

Justamente la recompensa física de la práctica es lo que tiene a los hombres y mujeres de la era digital empalagados, obsesionados y entusiasmados con todo lo que tiene que ver con el yoga. La simple palabra "yoga" proyecta salud y bienestar.

---

3 El autor enumera cinco patrones: percepción, falsa percepción, conceptualización, sueño y memoria.

Formas de practicar yoga

ASÍ COMO EN UN MISMO BOSQUE HAY UNA VARIEDAD INMENSA DE árboles, también existen diferentes estilos de yoga. Igual que todas las plantas del bosque intentan crecer hacia la luz, así todos los tipos de yoga comparten el mismo objetivo: la iluminación, el Ishvara, el ideal máximo, es decir, el despertar de la conciencia.

¿Despertar? ¿Iluminación? ¿Conciencia? ¿Liberación? Sí, en los *Yoga Sutras* se explica que existe otra realidad, la que es verdadera, el estado de conciencia pura: Ishvara. Ahí se rompe el Karma, se deja el sufrimiento y la conciencia despierta. Todo el objetivo es disolver el Karma y terminar el ciclo de reencarnaciones.

Hay muchas corrientes de esta disciplina (Iyengar, Kriya, Ashtanga, Kundalini, etc.), pero sólo cuatro formas de practicarla, independientemente de la escuela a la que pertenezcan: Jnana Yoga, Bhakti Yoga, Karma Yoga y Hatha-Raja Yoga (Raja es cuando se perfecciona).

El Jnana Yoga es meditativo y sumamente difícil. Se cree que a través de la abstracción uno puede llegar a iluminarse, a ver la realidad o a despertar la conciencia. Sin embargo, hay muy pocos testimonios de maestros que hayan alcanzado de esta manera el Samadhi (iluminación). Es también un camino de sabiduría, en el que conociendo y entendiendo los textos védicos profundamente, una persona puede autorrealizarse. Esta práctica es exclusiva de los yoguis más cercanos al máximo nivel.

Bhakti Yoga es devocional, se ensaya con cantos dedicados a la divinidad. Los practicantes creen que sólo gracias a la repetición de mantras en sánscrito y a la absoluta devoción se puede alcanzar el Samadhi. Uno de los grupos practicantes más conocidos de esta corriente son los Hare Krishna. Generalmente muestran devoción con el tradicional Kirtan, una práctica donde se cantan y recitan mantras, se cuentan leyendas y se adora lo absoluto con amor.

El Karma Yoga es la acción de servicio y la ayuda desinteresada a los demás. Tiene que ver con las leyes de causa y efecto. Cada acción tiene una reacción en el cuerpo, la mente y la consciencia. Todo lo que hacemos, pensamos y decimos, tiene un efecto positivo o negativo en el presente. Lo que hagamos hoy tendrá en el futuro, también, una repercusión. Los pensamientos positivos, las acciones de ayuda o servicio genuinamente desinteresado, así como la sabiduría, pueden atenuar o remover el Karma.

Hatha Yoga es físico. Requiere de mucha disciplina y abarca, entre otras cosas, técnicas como asanas (posturas), Pranayama (técnicas de respiración) y Kriyas o combinación de posturas con mantras o repetición de sonidos. En esta modalidad, los asanas son herramientas bioquímicas y bioeléctricas que transformaran nuestro cuerpo físico para que sea receptivo a nuevos conocimientos. Los asanas cambian los patrones de la mente. El Hatha Yoga usa los cinco chakras ubicados en el cuerpo humano del cuello para abajo (Mulandhara, Svadisthana, Manipura, Anahata y Vishudi).

Hay discrepancia entre los practicantes de yoga sobre los términos *raja* y *hatha*. Algunos dicen que son lo mismo, otros que son diferentes. *Hatha* se practica del cuello hacia abajo, y *raja* del cuello hacia arriba. Hatha Yoga usa cinco chakras (Muladhara, Svadhisthana, Manipura, Anahata y Vishuddhi), y Raja Yoga sólo tres (Agya, Bindu y Sahasrara).

Estas cuatro maneras de hacer yoga están totalmente ligadas y no son caminos separados. Cuando pensamos en lo divino y nos llenamos de amor hacia la naturaleza y otros seres, somos *bhakti* yoguis. Al ayudar y servir a otros somos *karma* yoguis. Al hacer posturas y meditar somos *hatha* yoguis. Y si tratamos de entender el significado de la realidad e investigamos y leemos sobre yoga seremos *jnana* yoguis.

Escuelas y corrientes

Alrededor de las cuatro formas de ejercer esta disciplina se han construido muchas corrientes de pensamiento, antiguas y nuevas. Desde que el yoga llegó a Occidente, varios maestros lo han transmitido y modificado para hacerlo más accesible, pero también para divorciarlo del hinduismo como religión (como en el caso del yoga budista o del Kundalini).

Se han fundado muchas ramas alternativas de esta disciplina. Algunas de las escuelas de yoga más famosas que han nacido de India son:

- **Yoga Integral (1921):** en éste no hay práctica física de asanas ni técnicas de respiración. Fue propuesto por Sri Aurobindo y Mirra Alfassa, la "Madre". Ellos hablan de una transformación psíquica que pasa por diferentes etapas, hasta llegar a la transformación supramental. Sus textos más importantes son *Synthesis of Yoga y The Life Divine*.
- **Kriya Yoga (1946):** consiste en técnicas de Pranayama (respiración). Paramahansa Yogananda lo llevó a Estados Unidos diciendo que es exactamente el mismo yoga que Krishna, el dios, explicó a Arjuna en la historia épica *Bhagavad Gita*. En su libro, *Autobiografía de un yogui*, Yogananda cuenta que su maestro, Lahiri Mahasaya (1828-1895), fue instruido por Mahavatar Babaji en 1861. Según él, Kriya Yoga fue por milenios una ciencia olvidada por los hombres comunes y mantenida en secreto por los iniciados. Yogananda fue un gurú muy carismático, y sus centros de autorrealización existen hasta hoy junto con su legado.
- **Ashtanga Vinyasa Yoga (1948):** es muy físico, basado en el *Yoga Korunta*, un texto hoy desaparecido. Krishnamacharya y Pattabhi Jois lo tradujeron en la ciudad de Mysore y decidieron enseñar reviviendo el uso de Vinyasas (respiración-movimiento). Es una técnica de yoga donde el estudiante comienza por el camino físico de los asanas y el Pranayama, y poco a poco fortalece y domestica el cuerpo; con ayuda de la respiración tranquiliza el plano físico y luego el mental.
- **Bihar School of Yoga (1950):** fundada por Sri Swami Satyananda Saraswati para impartir una formación de yoga a los jefes de

familia y *sannyasins* (sacerdotes) en todo el mundo. Proporciona instrucción espiritual y guía a los proyectos de yoga y la investigación médica en asociación con diversas corporaciones del gobierno, con el objetivo de implementar métodos para mejorar la salud.

- **Satyananda Yoga (1950):** Swami Satyananda Saraswati escribió 80 libros, el más notable es *Asana Pranayama Mudra Bandha*. Este tipo de yoga, integra técnicas de Yoga Kundalini, Kriya Yoga, Mantra Yoga y Laya Yoga. También inventó la técnica de *yoga-nidra,* que es un estado de sueño lúcido y relajación profundos, donde uno está consciente.

- **Ananda Marga (1955):** organización socioespiritual que propone "la liberación de uno y el servicio a la humanidad". Fue fundada por Prabhat Ranjan Sarkar.

- **Sivananda Yoga (1960):** Swami Sivananda fundó en India esta corriente, y su discípulo Swami Vishnudevananda se encargó de llevarla a Estados Unidos. Actualmente hay muchos *ashrams* (monasterios) por todo el mundo, donde se puede aprender el método Sivananda, que combina una práctica física muy enfocada en la columna vertebral, con una parte devocional y filosófica. Sus libros principales son *Essence of Bhakti* y *Health and Hatha Yoga.* Swami se quedó en India y fundó también Divine Life Society, cuyo lema es: "Sirve, ama, medita y realízate", que resume las cuatro formas del yoga. Actualmente estas dos organizaciones son independientes. Otro de sus lemas es: "Sé bueno, actúa bien".

- **Iyengar Yoga (1960):** Iyengar fue discípulo de Krishnamacharya, pero decidió separar y distinguir su técnica, dejando a un lado los Vinyasa (respiración con movimiento) y dedicándose a enseñar sólo los asanas. Le dio más importancia a la alineación de las posturas que al movimiento. Iyengar Yoga es más personalizado y tiene fines terapéuticos. Es muy físico y popular, pues se enfoca en las necesidades particulares de cada individuo.

- **Kundalini Yoga (1968):** creada por Harbhajan Singh, mundialmente conocido como Yogui Bhajan, esta escuela fue dada a conocer en la década de los años setenta. La usanza de este estilo proviene de un linaje sikh (etnia con origen en la región de Punjab), ya que sus ideales son muy parecidos, pero el idioma del Yoga Kundalini es gurmukhi (la boca del maestro), un tipo de punjabi (idioma de la región Punjab en Pakistán e India, hablado por 102 millones de personas en el mundo). Los mantras son en gurmukhi y hay diferencias y convergencias con los yogas de la tradición sánscrita. Se centra en los asnas y en Kriya (técnica basada en acciones o prácticas de purificación a través de respiración, posturas y mantras). A los seguidores más devotos del Yoga Kundalini se les puede identificar por el uso de turbantes. Los hombres generalmente llevan barba. Los iniciados cambian su nombre de nacimiento por denominaciones espirituales, a las que les agregan la palabra *kaur* (princesa) para las mujeres, y *singh* (león) para los hombres.

- **Yoga Nagna (1974):** se practica al desnudo y simboliza la separación de lo material. En India es practicado por los Naga Sadhus (sabios desnudos), en Occidente tiene varias vertientes, pero en realidad es cualquier yoga que se practique desnudo.

- **Bikram Yoga (década de 1970):** es un tipo de yoga físico que surgió en la década de los años setenta. Bikram Choudhury decidió dar clases de 90 minutos, donde los practicantes realizaran 26 asanas y dos ejercicios de respiración. El cuarto donde se practica este estilo debe estar a una temperatura de 40.6 °C y tener una humedad del 40%. Es común en ciudades o lugares con climas fríos. La idea de calentar el salón es controversial, por la huella de consumo energético que deja. Además del calor, es usual ver a los practicantes utilizando varias toallas para limpiarse el sudor y botellas PET por todos lados. Lavar las toallas, reciclar botellas y calentar la habitación, produce gastos energéticos desproporcionados. Otra de las controversias del Bikram Yoga surge cuando la flexibilidad de los practicantes aumenta significativamente con el calor, muchas veces ocasionando lesiones. Sin embargo, es una alternativa que entusiasma mucho a quien cuenta con poco tiempo. Actualmente Bikran Choudhury enfrenta varios procesos judiciales por abuso sexual en Estados Unidos.

- **Dharma Yoga:** es un estilo desarrollado por el brasileño Dharma Mittra en 1975, en Nueva York. Desde entonces él certifica maestros en su escuela de Manhattan. Hace énfasis en fortalecer y flexibilizar la columna vertebral. Sus clases siempre se realizan en un ambiente armónico. Dharma Mittra se considera un gurú urbano. Es el autor del famoso póster de los 908 asañas. A los 45 años, se autorretrató realizando 1350 posturas de yoga para honrar a su maestro Yogi Gupta. El fundador ha nombrado como sucesor a su hijo, Yogi Varuna.

- **Jivamukti (1986):** este método fue creado en 1984 por David Life y Sharon Gannon, en Nueva York. Jivamukti es un nombre patentado, propiedad de Jivamukti Inc. Este hecho nos habla del sentido mercantil del yoga en Estados Unidos. La experiencia Jivamukti, consta de una mezcla de posturas, cantos y meditación. Fomenta la *ahimsa* (no violencia) y la cultura vegana. Toda la intención de esta práctica es positiva, pero con un claro acento comercial.

- **Anusara Yoga (1997):** John Friend fue alumno de Iyengar, pero desarrolló su propio método. Tuvo mucho éxito, hasta que en 2012 varios escándalos financieros y sexuales nublaron la reputación de esta escuela. Este estilo centra su atención en el corazón. Cada postura debe realizarse con una alineación llamada Universal Principles of Alignment (marca registrada). En Anusara se practican 250 asanas.

- **Neo Tantra (década de 1970):** es una doctrina hinduista que se basa en perseguir la iluminación siguiendo el sendero del deseo. Es una versión distorsionada de la práctica tradicional de yoga, pero hay quien supo combinar algunos textos antiguos con la ejecución de esta disciplina. Así, algunos occidentales decidieron aderezar el yoga con sexo. En el libro *Hatha Yoga Pradipika* existen alusiones a prácticas sexuales, donde se aconseja cómo retener el Prana (energía vital) en el cuerpo durante el coito, pero en ninguno de los textos antiguos se propone al sexo como un camino hacia la iluminación.

- **Yoga Works (1987):** fue fundado por Patty Townsend y Alan Finger, y complementado por Maty Ezraty y Chuck Miller. Es una síntesis de las enseñanzas de Ashtanga, Iyengar y Desikachar Krishnamacharya. Con el lema de "El yoga es para todos", esta escuela tipo franquicia ofrece yoga pre y post natal, para niños, terapéutico, para adultos mayores, etc. Tuvo un crecimiento rápido en los años noventa y se apartó del camino espiritual; respondió a las demandas del mercado, olvidando la tradición.

- **Yoga de la risa o Hasyayoga (1995):** sostiene que la risa forzada durante periodos prolongados se vuelve espontánea. El doctor Madan Kataria ideó este método de bienestar en su libro *Laugh for no Reason*. Ha sido muy popular, y actualmente existen más de ocho mil Clubs de risa en 65 países. Una sesión de Hasyayoga puede concluir con meditación de risa.

- **Zen Yoga (2007):** en este estilo convergen la tradición hinduista y la budista. *Zen*, en japonés (*chan*, en chino), quiere decir "meditación". Quienes lanzaron esta metodología fueron Hogen Daido Roshi y Harada Tangen Roshi. Zen Yoga le da importancia a la alineación física y al flujo de energía en el cuerpo y la mente. Según este estilo japonés de yoga, Buda es como el agua, y las personas como trozos de hielo. Con la práctica de este estilo la gente fluye, dinámica. Cuerpo y mente son fundamentales, al fijar la atención en la alineación del cuerpo, liberando la mente. Lo importante es dar importancia a las posturas, y así notar bloqueos en el cuerpo. Este simple acto comienza a *derretir* el hielo.

- **Sanatana Dharma International (2010):** esta escuela sigue de manera ortodoxa y tradicional la filosofía hinduista clásica, pero le llama Sanatana Dharma (*sanatana* quiere decir "eterna", y *dharma*, "orden" o "ley universal"). Su fundador es Sri Dharma Pravartaka Acharya, mejor conocido como Achariji, un catedrático norteamericano experto en sánscrito y en filosofía veda. Achariji cree en las visitas extraterrestres y divinas. Incluso menciona razas o especies cósmicas buenas y malas, y les da un enfoque desde la perspectiva védica. Ha desafiado el sistema de castas hinduista y ha iniciado a mujeres en ritos brahmanes, que durante cinco mil años fueron reservados a los hombres. Da conferencias en varias universidades y es considerado el occidental con mayor conocimiento védico. Su templo actualmente se encuentra en Omaha, Nebraska.

- **Stand up paddle:** es un deporte acuático, un híbrido del surf. Se trata de surfear de pie en una tabla tan ancha como un kayak, ayudado de un remo. En los últimos 5 años, esta disciplina ha crecido de forma impresionante. Ahora muchos entusiastas realizan posturas de yoga encima de *stand up paddle*. Es una manera única de combinar un paisaje acuático y el yoga. Puede realizarse en el mar, un lago o una alberca (es indispensable saber nadar). Se conoce popularmente por sus siglas en ingles SUPY (#SUPYLuvaOm).

- **Acro yoga:** es una combinación de posturas de yoga con acrobacia. Es divertido e incluye muchos balanceos del cuerpo, realizados en grupo o pareja. La virtud de esta actividad es que plantea un sentido de comunidad y fortalece lazos de confianza entre sus practicantes (#AcroYogaLuvaOm).

Existen además fusiones un poco más excéntricas, como Rocket Yoga, Boxing Yoga, Yoga Aéreo, Hot Yoga o Rave Yoga (una fiesta sin alcohol, con luces y baile, donde los *disc jockeys*, de otros tiempos, se transforman en maestros de yoga).

Uno de los intentos mas rococó de fusión del yoga es el Doga, es decir, la unión de los palabras *dog*, "perro", y yoga. Los entusiastas de esta modalidad, deberían promover sus enseñanzas como terapia para perros. En mi opinión es llevar al extremo la fiebre por el yoga y por los perros. A través de masajes, cantos y estiramientos, los practicantes del Doga dicen tener mascotas más calmadas y disciplinadas. Si nos apegamos a la tradición, los *Yoga Sutras* fueron escritos para calmar la mente humana, así que sería amable aclarar que a los canes se les puede aplicar técnicas de yoga, sin que necesariamente ellos estén haciendo yoga de verdad.

Yoga en India

Aquel país vive un renacimiento del yoga y lo ha convertido en un tema de interés político y nacional. Ha formado un instituto para su protección y enseñanza. Existe también un debate acerca de si el yoga es religioso. Las autoridades indias, preocupadas por la obsesión mundial de patentar y apropiarse del yoga, están creando un banco de datos sobre los asanas. Esto servirá para que nadie pueda patentar un patrimonio que es de la humanidad.

Actualmente Baba Ramdev (fundador de Patanjali Yogpeeth) es uno de los maestros de yoga más famosos en India. Además es el gurú del presidente Shri Pranab Mukherjee. Este ejemplo es una pauta para ver cómo India ha retomado una práctica ancestral, que recorrió el mundo y regresó a su lugar de origen.

Otro ejemplo es la Isha Foundation, creada por Sadhguru Jaggi Vasudev. Actualmente esta escuela es muy popular en India y en

Estados Unidos. Gracias a las redes sociales la imagen de Sadhguru ha sido difundida de manera global.

Por otro lado, existen líneas de yoga que son fruto de un linaje, una sucesión ininterrumpida de conocimiento desde tiempos ancestrales. Dentro del Karma Yoga, es el caso del Ashtanga y quizá del Iyengar. En el yoga, el linaje Parampara es la manera de autentificar el conocimiento.

Si uno quiere ponerse en forma y disfrutar los beneficios físicos del yoga, cualquier estilo será eficaz, porque el poder transformador de los asanas (posturas) es muy noble. Pero si el objetivo es calmar los patrones de la mente, elevar la conciencia, transformarse, destruir el Karma y embellecer por dentro y fuera, entonces vale la pena seguir los *Yoga Sutras* de Patanjali y acercarse a un yoga tradicional, con un linaje milenario.

Maestros
y linajes

E N EL YOGA SE TIENE UN GRAN RESPETO POR EL MAESTRO O GURÚ. Es tan importante este personaje, que un gran yogui se identifica a través de él su linaje, mirando hacia atrás hasta tres mentores anteriores al suyo. Esto valida su saber. Parampara es la sucesión ininterrumpida de conocimiento, transmitida directamente de gurú (maestro) a chela (alumno).

El mundo del yoga tradicional es preciso. Por ejemplo, en el Ashtanga Vinyasa Yoga, una de las ramas más antiguas, se ha cuidado tanto cada detalle, que no hay espacio para interpretar. La disciplina se desarrolla de igual manera en Tokio, en Australia o en México, utilizando el sánscrito. Es decir, se honra a tal punto la tradición, que las clases son incluso en la misma lengua en la que Patanjali escribió los *Yoga Sutras*.

La mayoría de los estudios de yoga estilo franquicia alrededor del mundo no se toman la molestia de enseñar en sánscrito, ni de seguir un orden especial. Para fines pragmáticos es válido y entendible que no todas las personas estén interesadas en un estudio profundo. Aun así los beneficios son perceptibles a corto o largo plazo.

La lista de maestros que han contribuido a que la luz del yoga brille con tanta fuerza es larga. Más extenso es el elenco de falsos expertos y escándalos que han sacudido y empolvado un poco la reputación de la disciplina; pero el lustre del yoga es intenso y atraviesa los siglos, las diferencias culturales y los continentes por una simple razón: funciona, y funciona muy bien.

El linaje de grandes gurús se remonta a la mitología hindú, con Shiva, Parvati, esposa del dios, y Matsyendra, quien lo transmitió a la humanidad. Después vinieron los maestros mitológicos, cuyas fascinantes historias podrían llenar varios libros, hasta la aparición del sabio Patanjali, creador de los *Yoga Sutras*.

El sabio yogui Patanjali

Es un hecho que Patanjali fue el primer maestro que sintetizó de manera sistematizada y por escrito las enseñanzas del yoga. Como sucede en India alrededor de algunos personajes, la identidad de este hombre está llena de leyendas. Se dice que es la encarnación de Ananta, la serpiente que sostiene el dios Visnú en sus manos, quien le platicó al reptil cómo alcanzó el Samadhi al ver a Shiva practicar. Ananta le pidió a Visnú que intercediera ante Shiva para que le concediera la gracia de reencarnar en una forma humana, practicar yoga y alcanzar también la iluminación. Su deseo fue concedido en el vientre de Gonika, encarnación de la diosa Parvati, esposa de Shiva. Aprendió los asanas desde el útero de su madre y nació como una pequeña serpiente, que se transformó en bebé con las manos en posición de plegaria.

Patanjali viene de los vocablos *pat*, "caído del cielo", y *anjali*, "manos en posición de oración". Escribió el libro de los *Yoga Sutras* y le enseñó todo a su vástago Nagaputra ("hijo de la serpiente"), quien, a su vez, instruyó a Naganand y a Dattatreya.

Así ha sido la trasmisión ininterrumpida del conocimiento (Parampara), desde Patanjali hasta nuestros días. Por eso, en el yoga más tradicional muchas veces se recita un mantra que honra a Patanjali:

Vande gurunam
charanaravinde
sandarshita svatma
sukhava bodhe nih
shreyase jangali
kayamane sansara
halahala mohashantyai.
Abahu purushakaran
shankhachakrasi
dharinam sahasra
shirasam shvetan
pranamami patanjalim.
Om

Medito a los pies del loto del supremo gurú, quien enseña y descubre la alegría del ser verdadero. Él trae un bienestar completo como un chamán en la selva. Él es capaz de eliminar el veneno de la ignorancia de esta existencia condicionada.

La parte superior de su cuerpo tiene forma humana, lleva un cuerno de nácar (sonido originario), un disco (infinitud) y una espada (capacidad de discernimiento), tiene mil cabezas brillantes. Ante Patanjali me inclino.

Om

Grandes gurús

El gurú es el maestro... aquel que remueve la ignorancia, la oscuridad.

Anónimo

La sílaba "gu" es sombra, la sílaba "ru" es aquel que dispersa. El que tiene el poder de dispersar la oscuridad es un gurú.

Advayataraka Upanishad

El dios Shiva, su esposa, la diosa Parvati, y el dios pez Matsyendra fueron en la mitología yogui/hindú los primeros maestros y estudiantes de yoga. En el mundo de los hombres, también hay registro de las enseñanzas de grandes gurús, gracias a que sus discípulos han mantenido viva su memoria. El primer mentor humano, considerado de origen divino, es el sabio Patanjali, quien dejó estipulado en los *Yoga Sutras* cómo se debe practicar el yoga. Después la estafeta fue pasando de eslabón en eslabón durante el correr de los siglos. Gracias a ciertos textos, y a la transmisión ininterrumpida de conocimiento, la llama de esta forma de vida continuó iluminando a los hombres.

Aquí presento una lista de algunos de los personajes más importantes en la enseñanza del yoga:

- **Rama Mohan Brahmachari (siglo XIX):** fue el sabio yogui que transmitió a Krishnamacharya gran parte de las enseñanzas del yoga que subsisten hasta nuestros días. Vivía con su familia al pie del sagrado monte tibetano Kailash. Fue el guardián del conocimiento hasta que lo difundió a su alumno Krishnamacharya. Después de seis años de instrucción, Brahmachari sugirió a su discípulo que consiguiera una esposa, formara una familia y se dedicara a perpetuar lo aprendido.

- **Tiramulai Krishnamacharya (Karnataka, 1888 - Chennai, 1989):** es el gran maestro en la época moderna. Fue un erudito en sánscrito, medicina ayurveda y conocimiento védico. Se encargó de prepararse en todas las ciencias relacionadas con el yoga. Se le conoció por ser muy exigente. Formó a tres de los maestros más influyentes en Occidente: BKS Iyengar, Sri K. Pattabhi Jois, e Indra Devi. Además enseñó a su hijo TKV Desikachar, a AG Mohan y a Sri Srivatsa Ramaswami. Al parecer a todos los instruyó en diferentes caminos con el mismo fin. De los alumnos que siguieron su linaje al pie de la letra, uno fue Pattabhi Jois, quien se dio a la tarea de respetar íntegramente las enseñanzas. Es increíble el impacto que tuvieron sus instrucciones en el mundo actual. Instruyó a cuatro de los yoguis que más influencia han tenido en preservar y difundir la disciplina en el orbe: Indra Devi, Srivasta Ramaswami, SKP Jois y BKS Iyengar. Fue un acierto confiar a varios sabios su bagaje, de esta manera se aseguró de que su semilla germinara en todo el orbe. En YouTube es posible ver un par de videos en blanco y negro de este personaje practicando yoga en su juventud. Son documentos invaluables porque permiten apreciar su estilo a la perfección. "Fue una gran experiencia estudiar con un espíritu tan raro. Externamente era muy duro, pero como los cocos tiernos del sur de India, por dentro era dulce y nutritivo", dice Ramaswami acerca de Krishnamacharya.

- **Indra Devi (Rusia, 1899 - Argentina, 2002):** su nombre real es Eugenie Peterson. Se casó con un diplomático y vivió en India, donde aprendió yoga directamente del gran gurú Krishnamacharya. Cuando su marido fue transferido a China,

Indra dejó a su maestro con la promesa de promover esta filosofía por el mundo. En 1939 abrió la primera escuela de yoga en Shanghái. Tras un breve regreso a India y los Himalayas, viajó a California, donde se dedicó a dar clases y conferencias. Allí se volvió muy popular entre la élite de actores de Hollywood. Sus alumnos más famosos fueron Greta Garbo, Ramón Novarro, Robert Ryan, Gloria Swanson y Marilyn Monroe. Tuvo la certeza de escribir varios libros, que hicieron más accesible el yoga a la gente, y lograr así que se popularizara en Occidente. *Yoga para todos, Por siempre joven, por siempre sano* y *Renueva tu vida practicando yoga* se convirtieron en best sellers y abonaron a la epidemia actual de esta forma de vida en la era digital. La fama de Indra llegó hasta el Kremlin en 1960, donde el régimen soviético había prohibido la práctica del yoga por razones ideológicas. Una vez que Mataji, como también se le apodaba cariñosamente a Indra, explicó que era una disciplina, no una religión, el yoga fue aceptado en la antigua Unión Soviética.

- **Sri K. Pattabhi Jois (Karataka, 1915 - Mysore, 2009):** a los 12 años huyó de su humilde hogar para estudiar con Sri Krishnamacharya. El gran gurú le enseñó muchísimos aspectos del yoga. Durante toda su existencia se dedicó a la práctica y enseñanza de la disciplina. Se convirtió en un gran estudioso del sánscrito y de los textos antiguos. Aplicó en su vida todos los aspectos del yoga. Es en este siglo una de las figuras más importantes en este contexto, y abuelo del actual líder del Ashtanga Yoga, Sharat Jois. Fue mentor de muchos gurús fabulosos. Es el único alumno de Krishnamacharya que siguió al pie de la letra las enseñanzas del método Vinyasa-Karma, un estilo sistemático que une respiración y movimiento con los asanas. Su libro *Yoga Mala* ("Guirnalda de yoga") es una referencia crucial en la práctica física más tradicional. Es el ingenioso creador de frases como "Sin café, no hay Prana", "Yoga es 99% práctica y 1% teoría" y "Practica y todo vendrá". Su primer viaje al extranjero lo realizó siendo ya un sexagenario, y a esa edad aprendió a hablar inglés para promover el Ashtanga Yoga. Jois pisó América por primera vez en 1973, en Brasil, invitado a dar una conferencia, pero fue en 1975, cuando llegó a California, que la historia del yoga se transformó. Continuó viajando y contagiando de yoga al continente y al mundo durante 30 años más. Su legado sigue vivo en Mysore, India, en el SKPJYI, un instituto de yoga que lleva su nombre, donde todos los días decenas de estudiantes hacen fila para practicar.

- **BKS Iyengar (Mysore, 1918 - Pune, 2014):** fue cuñado y discípulo de ST Krishnamacharya. Se acercó al yoga para curarse de varias enfermedades (malaria, tuberculosis y tifoidea) que habían mermado su salud desde la infancia. Luego de muchos años de práctica constante se curó totalmente. Fue uno de los primeros maestros hindúes que viajó a Europa. Dio una gran importancia a la alineación de los asanas, y decidió que cada alumno debía ser enseñado según sus necesidades individuales. También introdujo al yoga herramientas o *props*, como los tabiques de goma, cuerdas y almohadas para facilitar al alumno las posturas, a pesar de que en modo tradicional estos utensilios están prohibidos. En cierta manera se separó de las enseñanzas de su maestro y fundó su propia escuela con un enfoque personal, conocida como Iyengar Yoga. En 1975 estableció, en memoria de su esposa, el Ramammani Iyengar Memorial Institute. Es posible ver en YouTube varias entrevistas donde Iyengar explica su método y su relación con su maestro Krishnamacharya.

- **Paramahansa Yogananda (Gorakhpur, 1893 - Los Ángeles, 1952):** Mukanda Lal Gihosh, conocido como Yogananda, fue alumno de Sri Yukteswar, de la orden de los *swamis* (yoguis que visten de color naranja). Paramahansa es un título que le otorgó su maestro. Fue un practicante de la corriente llamada Kriya Yoga, un método psico-fisiológico para meditar que asegura que con la constancia produce Prana (energía vital) y se oxigena la sangre, el cerebro y la médula espinal. Fundó la Selfrealization Fellowship Yoganda Satsanga Society para difundir sus enseñanzas. En 1920 viajó a Estados Unidos, donde escribió, dio conferencias y clases. En 1935 construyó en Encinitas la sede de su organización, heredera de todas sus posesiones, los derechos de sus libros y su sabiduría. Falleció en 1952 en Los Ángeles, justo al finalizar un discurso para el embajador de India. Como dato curioso, en el funeral de Steve Jobs (Apple), uno de los personajes que más han influenciado a la humanidad en este siglo, se repartieron ejemplares de *Autobiografía de un yogui*, de Yogananda.

- **Swami Sivananda (Pattamadai, 1887 - Rishikesh, 1963):** fundador de Divine-Life Society, fue un médico y activista. Peregrinó por toda India, pero nunca puso pie en América. Su legado continuó con sus discípulos, Swami Vishnu Devananda y Swami Satchidananda (conocido como el gurú de Woodstock) y los centros Sivananda Yoga Vedanta. Escribió cerca de 200 textos, entre ellos, *Esencia de Bhakti Yoga* y *Salud y Hatha Yoga*. Su lema era "Sé bueno, haz el bien".

- **Swami Vishnu-Devananda (1927-1993):** fue discípulo de Sivananda Saraswati y fundador de International Sivananda Yoga Vedanta Centres and Ashrams, Él comenzó con la idea de la formación de maestros y los retiros de yoga vacacionales. Fue un incansable activista por la paz y solía sobrevolar lugares de conflicto en una avioneta, desde la que arrojaba flores y buenos deseos. Es autor de *El libro completo e ilustrado del yoga*.

- **Swami Satchidananda (Tamil Nadu 1914-2002):** fue conocido como el gurú del festival musical de Woodstock, en 1969. Fundó el Integral Yoga Institute. "Fácil, pacífico y útil", fue su lema. Contribuyó a que Estados Unidos se volviera una nación de yoguis. Su breve discurso en Woodstock se hizo famoso al decir que "América está ayudando al mundo en el terreno material, pero ahora es tiempo de que ayude en el terreno espiritual". Vivió en Yogaville, una comunidad que él mismo fundó en Estados Unidos. Entre sus discípulos norteamericanos están Peter Marx (artista psicodélico), Carole King (cantante), Paul Winter (jazzista), y los actores Jeff Goldblum y Laura Dern. Ofreció sus conocimientos para aliviar el abuso de drogas de los jóvenes psicodélicos, explicando que "todos buscan el collar que tienen en el cuello. Eventualmente se miraran al espejo y lo verán".

- **Swami Vivekananda (Calcuta, 1863-Belur Math, 1902):** fue profesor de Hatha Yoga en la Universidad del Bosque de Vedanta, en Rishkesh. Su ideal tenía un enfoque holístico, donde combinaba el Yoga Vedanta (la sabiduría y textos clásicos de yoga) con creencias mahometanas, cristianas, hindúes, budistas, zoroastristas, jainas, etc. Sus ideales eran: "sirve, ama, da, purifícate, medita y realízate". Escribió a mano al menos 300 obras, en las que hace hincapié en la práctica de los asanas, la respiración adecuada (Pranayama), la relajación correcta (Savasana), la dieta ideal (vegana) y la meditación positiva (Dhyana). Su legado continúa en los *ashrams*, o centros de enseñanza de la International Sivananda Yoga Vedanta.

- **Yogui Bhajan (Gujranwala 1929-Nuevo México 2004):** nació con el nombre de Harbhajan Singh Khalsa Yogiji, y su influencia en occidente es gigante. Todo el movimiento *hippie* y New Age está influenciado directa o indirectamente por él desde hace más de tres décadas. A diferencia de otros yoguis este personaje no seguía la religión hindú, sino la sikh, que tiene actualmente veinte millones de fieles, y se distingue por el uso de turbantes; aun así es un gurú de yoga. A los 16 años su mentor, Sant Hazara Singh, lo declaró maestro de esta disciplina. En Delhi se graduó en Economía, y más adelante, en San Francisco, completó una maestría en Humanidades. En 1968 fundó en Estados Unidos el centro 3HO (Healthy, Happy Holy Organization), con más de 300 adeptos. Se dedicó a difundir el Yoga Kundalini y el Tantra Blanco por todo Norteamérica, proponiendo que las energías del hombre y de la mujer se combinan para alcanzar un equilibrio. Singh motivaba a sus discípulos a casarse, emprender negocios y fomentar las manifestaciones pacíficas a favor del desarme nuclear. Se convirtió en un líder político defensor de la religión sikhs, forjó lazos de amistad con líderes de otras creencias, como Juan Pablo II y el Dalai Lama. Abogó porque aceptaran a practicantes sikhs en la milicia americana y no los obligaran a cortar su barba ni a despojarse de su turbante, y también le dio su lugar a las tribus de nativos americanos. Su mensaje se refleja hoy en el vegetarianismo, el desarme nuclear, la cultura alternativa de tolerancia y respeto. Fue el primer yogui en usar videos para difundir sus ideas.

Maestros globales del siglo XXI

Los yoguis modernos de esta era digital fueron jóvenes en las décadas de los años setenta, ochenta y noventa; aprendieron de la fuente directa, en India, y dispersaron ese conocimiento por el planeta. Los medios virtuales han contribuido a difundir su sabiduría.

Casi todos los nuevos gurús occidentales comparten una característica: viajan por el mundo como misioneros, como los caballeros rosacruces de la Edad Media, o comerciantes europeos del siglo XVI. Se mueven con el propósito de enseñar. Se trata de una nueva especie de maestros itinerantes y cibernautas que están esta colonizando el mundo con yoga. Entre los más representativos, con más alumnos o *followers*, destacan:

- **Saraswathi Jois:** hija del gran gurú de Ashtanga Vinyasa Yoga, Sri Pattabhi Jois, y madre del actual gurú Sharat. Tuvo la suerte de nacer en la casa de un gran maestro de yoga. Desde niña estuvo familiarizada con la disciplina y en su adolescencia comenzó formalmente a practicar. Fue la primera mujer en ser admitida en el Sanskrit College de Mysore, India. Es una de las presencias femeninas y feministas más fuertes en el yoga. Ella pertenece a la casta de los brahmanes y fue pionera en enseñar yoga en este grupo. También decidió instruir a hombres y mujeres simultáneamente, poniendo fin a la diferencia de género. Saraswathi enseña todos los días en el KPJ Ashtanga Yoga Institute, y viaja por todo el mundo transmitiendo sus conocimientos. saraswathiashtanga. com.
- **Manju Jois:** es hijo del Sri K Pattabhi Jois y hermano de Saaswathi Jois. Gracias en gran parte a él el Ashtanga pudo llegar a las costas de California. Guió a los primeros norteamericanos hasta el *shala* (estudio) de su padre. Manju decidió establecerse en Encinitas, California. Desde ahí enseña y viaja por todo el mundo. manjujois. com.
- **Sharat Jois:** heredero del linaje de Ashtanga Yoga. Es el director del K. Pattabhi Jois Ashtanga Yoga Institute, en Mysore. Actualmente es reconocido, como uno de los más importantes maestros de yoga del mundo. Se trata de un yogui totalmente tradicional. Enseña todos los días, y una vez al año hace una gira mundial, que incluye Tokio, California y Nueva York. Él no tiene cuenta en las redes sociales, pero es posible contactarlo a través de la página oficial del instituto: kpjayi.org.
- **Dharma Mittra:** brasileño radicado en Nueva York con fuerte influencia del yoga tradicional. Decidió fundar su propia versión, llamada Dharma Mittra Yoga. Es muy popular en la Gran Manzana y respetado en el mundo. Entre sus alumnos más populares se encuentra Gerson Frau, un yogui-surfer viajero (@DharmaYogaNYC). Todo apunta a que su hijo, Yogi Varuna (@yogivaruna), será el heredero de su escuela, pues es su ayudante. Ellos han inventado y comercializado la #DharmaYogaWheel, un *prop* en forma de rueda que sirve de apoyo para realizar asanas.

- **Eddie Stern**: neoyorkino, discípulo directo de Pattabhi Jois, practicante de Ashtanga en su versión más tradicional. Es director del Ashtanga Yoga New York y enseñaba hasta diciembre de 2014 en su famoso estudio de la calle Broom, o, como él lo llamaba, Broom Street Temple, pero piensa cambiar su ubicación, y pronto tendrá noticias. Sin proponérselo, es una celebridad. Es maestro de otros yoguis famosos y de celebridades como Madonna, Sting y Olivia, de la famosa marca Alice&Olivia. Ha llevado el yoga a los sectores más desprotegidos de Nueva York y tiene un programa de yoga para presos. Es autor del prólogo a *Yoga Mala,* de SK Pattabhi Jois; recopilador y coautor del libro *Guruji y de Surya Namaskar,* títulos pilares del Ashtanga Yoga. @eddiestern.
- **ShivaRea:** ella dice que su yoga viene del linaje de Krishnamacharya. Construyó su propio estilo llamado Prana Flow Yoga, en el que mezcla Vinyasa con música. Es autora de *Yoga Trance Dance for life* y se considera una activista. Su práctica envuelve Bhakti Yoga (devocional), Ayurveda (medicina tradicional hindú), Tantra (camino del deseo sexual), etc. Su estilo ecléctico y divertido la ha hecho muy popular dentro del público New Age. shivarea.com, @ShivaRea.
- **Kino MacGregor**: es alumna de Pattabhi Jois y de Sharat Jois. Es la mujer yogui con mayor prestigio en el mundo, quizá la maestra viva que más sabe de Ashtanga Yoga y la más avanzada en la práctica de asanas. Su pericia para utilizar las redes sociales y los medios digitales la han convertido en una celebridad de Internet. Tiene una práctica impecable y 100% Ashtanga tradicional. Es un instructivo humano y virtual de cómo practicar las posturas. Ella es la prueba viviente de que el yoga es indistinto al género. Está casada con un yogui igualmente notable, Tim Feldman. Los dos recorren el mundo enseñando y una o dos veces al año viajan a Mysore, donde practican con Sharat. @kinomacgregor.
- **Tim Miller**: en 1976, Encinitas era el único lugar en América donde se practicaba Ashtanga Yoga. Tim comenzó ahí en 1978 y se convirtió en el gurú más querido de la Costa Oeste. Actualmente dirige el Ashtanga Yoga Center Encinitas, junto con su esposa. Escribe una entrada nueva en su *blog* todos los martes (timmiller. typepad.com). Organiza retiros de yoga en Yucatán, México, con el fin de forjar nuevos maestros. @TimMillerAYC.
- **Michael Gannon**: alumno de Pattabhi Jois, representa una nueva

era de maestros de yoga que asumió la práctica tradicional y la tradujo al mundo digital. Fue el primer yogui en crear una *app* de yoga. Tiene un dominio increíble de los asanas y de muchas técnicas yogui. A veces su estilo rebelde irrita a los más tradicionales, pero es muy popular entre las nuevas generaciones de practicantes. Utiliza el alias *Yoga Dealer* (#yogadealer). Su personalidad puede ser controvertida para muchos, pero sus enseñanzas técnicas son impecables. Formó en 2002 GAVY (Gannon Ashtanga Vinyasa Yoga), donde forma y certifica maestros. Actualmente vive en Playa del Carmen, México, y tiene uno de los estudios de yoga más bellos del mundo, el Yoga Loft. @yogaloftplaya.

- **David Swenson:** es el creador de *Ashtanga Yoga, the practice manual and illustrated guide to personal practice,* que fue el primer manual sistematizado de esta escuela. La importancia de este manual es grande. Ahí, a donde no ha podido llegar ningún maestro, este libro ha servido a muchos practicantes para respetar la tradición, el orden de los asanas y las variaciones que se pueden hacer en caso de no conquistar las posturas. La sabiduría de Swenson y su dominio de la técnica se manifiestan a lo largo de ese libro. David practica Ashtanga Yoga desde 1973, lo que lo convierte en uno de los maestros occidentales más antiguos de esta tradición. Actualmente recorre el mundo dando talleres, y cuando tiene oportunidad, practica con Sharat Jois. Es un maestro de maestros en esta época digital y su manual es valiosísimo para los practicantes de Ashtanga Yoga, pues está perfectamente explicado e ilustrado con fotos, y plantea opciones para practicantes menos avanzados. Además contiene la Yoga Chikitsa y la Nadi Shodana, es decir, las dos grandes secuencias en Ashtanga Yoga. Actualmente viaja por todo el mundo impartiendo talleres. ashtanga.net, @Swenson.

- **John Scott:** fue alumno directo de Jois y el prefacio de su libro está escrito por él. En el año 2000 publicó *Ashtanga Yoga: The definitive step-by-step guide to dynamic yoga.* Hay pocos libros que cuentan con la bendición de un gurú tan importante. Viaja por todo el mundo dando clases y talleres. El 24 de abril de 2015 lanzó la primera *app* de yoga para el novedoso Apple Watch. johnscottyoga.com, @JohnScottYoga.

- **Rachel Brathen, "Yoga Girl":** es una maestra muy joven, y ostenta el récord de mayor número de seguidores en la web (un millón 200 mil, aproximadamente). Uno de sus *hashtags* más famosos es

#yogaeverydamday. Promueve un estilo de vida yogui al estilo *hippie-chic,* donde es posible mezclar playa, fiestas, algo de alcohol y moda. Es de origen sueco y reside en Aruba, pero viaja por todo el mundo dando talleres. Es una de las precursoras de SUP (*Stand up Paddle board Yoga*). Ella le resta importancia al yoga tradicional; su práctica es Vinyasa Flow, y está consolidándose como portavoz de un estilo de vida yogui. rachelbrathen.com, @yoga_girl.

- **Laurasykora:** ella es otro fenómeno de las redes sociales, pues tiene más de un millón de seguidores en Instagram. Practica Acro Yoga junto a su esposo. Reside en New Jersey, donde enseña todos los días. Tiene una formación en gimnasia que la ha ayudado a perfeccionar su práctica. Es parte de una nueva generación de mujeres yoguis que, además de ser madres, se han convertido en modelo de inspiración debido a su desempeño físico y al éxito de su actividad profesional. laurasykora.com.

- **Yulady Saluti:** con casi 65 mil seguidores en Instagram. Yulady es un personaje fuera de serie en el mundo del yoga. Su práctica de asanas es impresionante, no sólo por la perfección de sus ejecuciones, también por dos grandísimas razones: es madre de seis hijos y es sobreviviente de cáncer. Su historia es de verdad inspiradora, y junto con su esposo, Gerald Saluti (@geraldsaluti), comparte sus experiencias a través de YouTube, Instagram y su sitio web. Yulady practica a pesar de tener una doble mastectomía y una colostomía. Su *hashtag* emblema es #BeKindAllTheTime (se amable siempre). yuladysaluti.com.

- **Noah Williams:** es uno de los maestros más respetados de Estados Unidos, sin embargo, ha evitado comercializar sus enseñanzas. Tiene redes sociales, pero sólo las maneja para estar comunicado con sus alumnos. Por sugerencia de su maestro, Tim Miller, viajó a Mysore en 1995 para afinar sus conocimientos. Sus mentores son Tim Miller, Sri KJ Pattabhi Jois y Sharat Jois. Vive en Los Ángeles, California, y desde ahí dirige Ashtanga Yoga Nilayam, donde enseña todos los días. ashtangayoganilayam.net.

Algunos otros maestros que van dejando huella en mundo del yoga son: Mark Darby y Gregor Maehle, autor de *Ashtanga Yoga, practice and philosophy* y *Ashtanga Yoga, the intermediate series.* También hay que mencionar a Simon Borg-Olivier y a Bianca Machliss, creadores de

Yoga Sinergy School, que reúne kung-fu y yoga. Es imposible nombrar a cada uno de los gurús en la era digital, son muchos los conocidos y más los desconocidos. Lo importante es que la enseñanza del yoga siga. Son los alumnos quienes dan fama a su maestro.

En México, la enseñanza del yoga físico ha estado en manos de maestros que llevan años transmitiendo la práctica como Amado Cavazos (Mukta Yoga, DF), Marcos Jassan (Om Yoga, DF), Jorge Espinosa (Centro Kiai, DF) y Angie Flores (Guadalajara), entre otros.

En el verano del 2014 el joven de 41 años, Sharat Jois, gurú de Ashtanga Yoga, dio un seminario especial para maestros avanzados. Con la frase *"too much perfection is there in you"*, honró a cincuenta gurús, la mayoría occidentales, que son oficialmente los herederos y transmisores del yoga más tradicional. Parampara, la sabiduría ininterrumpida del conocimiento vive ahora en media centena de yoguis que aseguran que la flama del yoga no se extinga nunca. Antiguamente la enseñanza era lenta, y un gurú podía considerarse exitoso si cultivaba a uno o a dos alumnos. El mecanismo de aprendizaje de la tradición que Sharat Jois puso en funcionamiento, no tiene precedente en la historia.

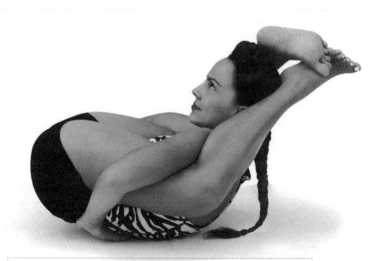

Postura Yoganidrasana: su nombre significa "postura en la que duermen los yoguis", o sueño de yogui (en realidad no duermen así). Fortalece el tórax, beneficia a los pulmones y flexibiliza la cadera.

Mi camino
como yogui

Es imposible cambiar algo en nosotros
si primero no lo aceptamos

CARL JUNG

CUANDO ME PREGUNTAN QUE CUÁNTOS AÑOS LLEVO HACIENDO yoga, me gustaría poder decir que muchos. La experiencia me ha enseñado que la cantidad de tiempo en este estilo de vida no es proporcional a lo que uno sepa, ni a la habilidad con los asanas que uno domine. Hay quien en pocos años entiende la práctica y la profundiza, y hay quien a pesar de los calendarios, jamás evoluciona. Lo importante es avanzar a cualquier ritmo, pero por el camino correcto. ¿Cuál es esa ruta ideal? Me gusta creer que es la que los yoguis más experimentados señalan. Hay que tener un maestro y seguirlo, así lo sugiere el yoga. Yo intento aprender de los gurús más prestigiados del mundo, aquellos que han sido ejemplares y han dejado alumnos también ejemplares.

La mayoría de la gente cree que tengo una elasticidad natural. La verdad es que no. En realidad cada centímetro del cuerpo se ha flexibilizado con la práctica constante y los millones de gotas de sudor y dosis de dolor; pero todo ha valido la pena. Hoy estoy segura de que si yo pude convertirme en practicante de yoga a los 40 años, todo el mundo puede.

Para mí esta disciplina fue durante tres décadas algo dormido en lo profundo del cuerpo, de la mente. De pronto algo, alguien, me atrajo hacia aquí. En una época previa a las redes sociales, en el trópico mexicano, un instructor de danza contemporánea comenzó a enseñar algo de Ashtanga Yoga. Durante las sesiones con el maestro-bailarín cada postura me parecía más difícil que la anterior. Los asanas que él demostraba requerían de tanta fuerza y elasticidad que en ese entonces ni siquiera aspiraba a realizarlas, nunca. Se me ocurría que un hombre dedicado a la danza sí podía, pero que para alguien normal como yo, era como pretender participar en una olimpiada.

Quizá si en aquel entonces alguien me hubiera dicho que todas las posturas son conquistables con la constancia, que el yoga es para todos, y que en el Ashtanga lo imposible es posible con la práctica, yo hubiera empezado mi camino diez años antes. En ese tiempo no entendía nada de lo que sucedía en la clase. Ese periodo fue como si una fuerza superior me hubiera tapado los ojos para confundirme, como si no fuera mi momento para aprender yoga. A veces pienso que de haber entendido lo que era este mundo, hubiera ido a India en ese mismo instante, privándome de la felicidad de conocer a mis hijos. Tuve que ser madre dos veces, para estar lista.

Cuando diez años después al fin llegué al yoga, en mi lista se contaban las siguientes cirugías: dos cesáreas, una apendicitis, tres hernias abdominales, prótesis de mama, mini lipectomía, dos legrados y un dolor de ciática agudísimo.

A pesar de no haber padecido alguna enfermedad crónica, mi cuerpo llegó al yoga cargando un buen equipaje de operaciones quirúrgicas, de las que hoy ya ni me acuerdo. También llevaba ya diez años sin fumar y había subido y bajado veinte kilos con cada embarazo. Creo que el yoga me *llamó* o me atrajo cuando estuve realmente preparada. Algunas ocasiones pienso que fue tarde en mi vida, otras que, si es cierto que reencarnamos una y otra vez, en la siguiente vida renaceré muy cerca del yoga, vecina de algún gurú que me enseñe, para poder ser, desde muy joven, una buena yoguini. Entre más practico, más me convenzo de que siempre seré yogui, por el resto de esta vida, y si existen otras, también.

Cuando empecé con una práctica formal de yoga me sucedió lo que un maestro predijo: una vez que uno inicia físicamente en los asanas, el tercer camino del yoga, la transformación psíquica es inherente, pues "el yoga calma los patrones de la mente". Fue como si despertara a un lenguaje bioquímico que ya conocía, pero que había olvidado. Mi cuerpo comenzó a entender con mucha facilidad las posturas, y la atracción hacia todos los temas relacionados con el yoga se hizo sumamente interesantes para mí.

La práctica física constante de yoga se convirtió, en mi caso, en una atracción irresistible hacia todo lo relacionado con el tema. De pronto la mitología hindú y el sánscrito me atrajeron y fascinaron, lo mismo los principios fundamentales del yoga y los códigos morales. La iconografía hindú puede ser confusa para la mente occidental, y de repente las estatuas del dios Shiva comenzaron a parecerme hermosas. En mi caso la experiencia ha sido tan transformadora, que es como si yo fuera una persona diferente: abierta a la existencia de lo metafísico, con la posibilidad de experimentar una realidad invisible. Claro que el cambio también ha traído momentos muy dolorosos, lo mismo físicos que emocionales. Hay personas a las que ya no les gusto tanto, y la dieta y los hábitos que sigo podrían resultar aburridos para muchos. Escuché a Sharat decir que para ser yogui hay que tener devoción a la práctica. Es cierto, para avanzar en este camino hay que confiar 100% en él. Cualquier lesión emocional o física puede ser reparada con yoga, sólo hay que confiar y practicar. Me consta.

Una vez que mi cuerpo y cerebro entendieron que tenía que estudiar yoga, decidí ir a la fuente confiable más cercana: California. Aprendí y me certifiqué (200hrTT[4]) como maestra de yoga en un estudio Infinite Yoga, en el barrio de Little Italy, en San Diego. Ahí, supe que lo que yo entendía por yoga era apenas la punta de un iceberg infinito. Quienes me pusieron en el camino correcto en la práctica de yoga fueron Dana Pare y Trevor Monk; a ellos les agradezco haber sido estrictos y tradicionales con sus enseñanzas, ellos son dignos alumnos de Pathabbi Jois.

A través de un artículo en Vanity Fair (*Whose Yoga is it, anyway?* Abril de 2012) me enteré que el yoga más tradicional estaba pasando por un periodo de transición, y que la máxima autoridad de la corriente Ashtanga daba su autorización para que un estudio en Encinitas,

---

4 Los certificados de Maestro de Yoga más reconocidos fuera de India son expedidos por la Yoga Alliance (fundada apenas en 2004). Es una organización que regula la instrucción del yoga principalmente en Estados Unidos. Este tipo de certificados son un poco polémicos, pues se basan en un curso básico de 200 horas. Las mentes más puristas desaprueban este tipo de certificaciones. Al final, tres cosas hablan de un buen maestro: su linaje, su práctica personal y sus alumnos.

California, enseñara este estilo. Tuve tanta suerte que, justo a la mitad de mi curso de certificación, pude aprender una semana del heredero de la tradición: Sharat Jois, en el lugar donde históricamente el yoga pudo incubarse en América.

Cuando afortunadamente me contagie de la fiebre del yoga, tuve que cerciorarme de estar en el camino correcto, o al menos en el más tradicional. El regalo se tardó en llegar 40 años a mi vida, pero hoy sé que eso es sólo un segundo comparado con la vida del cosmos infinito. Aún me falta mucho por recorrer en el terreno espiritual, pero al menos voy por el camino una ruta tradicional, siguiendo las enseñanzas de los maestros que han inspirado tanta sabiduría.

Inicia hoy

Escucha a tu cuerpo, es más sabio que tú.

Anónimo

El yoga es una luz que una vez encendida
jamás se apagará. Entre mejor sea la
práctica, más brillante será la flama.

BKS Iyengar

Para iniciar una práctica de yoga promedio sólo hacen falta ganas. Actualmente es muy fácil recurrir a Internet y buscar un maestro certificado que goce de prestigio. Cualquier clase donde uno salga feliz y satisfecho es buena. Sin embargo, el yoga más tradicional se encuentra en pocos lugares, y el aspirante tendrá que documentarse bien y tener precaución.

Ya les conté que en mi caso la búsqueda ha sido larga. Durante diez años pensé que practicaba yoga sin hacerlo realmente. Aquel artículo en Vanity Fair me abrió los ojos. Entonces busqué en Internet la palabra *Jois*, y en ese momento me di cuenta de que el máximo exponente de Ashtanga iba a enseñar durante una semana en Encinitas. Me inscribí al curso pensando que sería fácil.

En Encinitas me encontré en un hermoso salón con cien de los mejores practicantes de yoga del mundo. Yoguis de todo el planeta habían venido a practicar con Sharat Jois. Yo los seguí, traté de mimetizarme con ellos y desde entonces sigo aprendiendo, ésta vez en el camino correcto, de la manera tradicional.

Lo más difícil de hacer yoga es empezar. Desenrollar el *mat* (tapete) y seguir una clase es fácil. Recuerdo los nervios y la inhibición al estar de pie frente a la puerta de un estudio de yoga. Muchas veces uno se topa con personas amables y acogedoras, otras los maestros o recepcionistas actúan como si uno tuviera que saber un protocolo para asistir. Yo me he topado con todo tipo de bienvenidas en la búsqueda de un buen maestro o una buena práctica. Me he quedado con quien me regala una sonrisa y ha tenido la paciencia de explicarme. Al final son los alumnos quienes eligen a su mentor.

Un consejo sabio del gran gurú Pattabhi Jois es: "Haz lo que puedas". Si uno sigue este precepto, todo el jardín del yoga florecerá rápidamente. Esta disciplina es tan noble que cada día brinda satisfacciones y logros nuevos si se realiza despacio, con cuidado.

El ego debe quedar fuera, junto con los zapatos. Mirar a los practicantes más avanzados sirve para aprender, jamás para comparase. Todos tenemos historias y cuerpos diferentes. Al final, el yoga es una experiencia personal. No importa tu edad, ni tu flexibilidad; ni siquiera importa que jamás hayas hecho ejercicio antes, tan sólo basta comenzar y hacer lo que uno pueda, pero cada día un poco más: "Si no puedes volar, corre. Si no puedes correr, camina. Si no puedes caminar, arrástrate. Pero hagas lo que hagas, avanza", decía Martin Luther King, un hombre que, obviamente no fue un yogui, pero sí un humanista que peleó por los derechos humanos y que conoció y se inspiro en Gandhi, o sea, en la filosofía pacifista de la tradición hinduista. Él fue, sin proponérselo, sin saberlo, un Karma yogui, cuya grandeza consistió en señalar un camino mejor y para servir la humanidad. Me gusta usar su famosa frase para motivar a los alumnos cuando doy clases de yoga.

Los yoguis más avanzados tienden a ser también los más compasivos. La razón es que ellos ya pasaron por un proceso de aprendizaje, así que jamás juzgarán a quien comienza el camino.

Ya en la clase lo más importante es respirar en las posturas, mientras uno lo consiga estará en el rumbo adecuado. Al respirar durante algún asana, uno comienza a sentir los beneficios. Hay un equilibrio en el yoga, y al respetarlo, esta hermosa disciplina recompensa. "Haz lo que puedas", esa es la mejor recomendación; es decir, respeta tus límites y cuida tu cuerpo. "Practica y todo vendrá", esa es la famosa frase de Pattabhi Jois.

El yoga es para todos. En cualquier lugar del mundo donde uno lo haga, frío o caliente, montaña, playa, pueblo o ciudad, cambiará sin duda nuestro estilo de vida. Con una práctica regular, el cuerpo comenzará a pedir cosas sanas. Los antojos por azúcar, grasa y harinas se transformarán en urgencias por comer frutas y vegetales. El cuerpo pedirá agua y té. Las bebidas azucaradas, se volverán intolerables y la comida chatarra, indeseable. No es necesario cambiar radicalmente de hábitos, el yoga hará el trabajo. Este mismo proceso abre la puerta al vegetarianismo equilibrado. En mi experiencia aún disfruto de las proteínas animales, pero con moderación. La nutrición es una parte fundamental de cualquier ser humano. Un yogui debe ser muy consciente y cuidadoso con el tipo de dieta que sigue.

Ir a clase de yoga pone en marcha una serie de mecanismos transformadores. En primer lugar, uno se acerca a un espacio lleno de gente que busca mejorar su persona. Así, el yoga amplía nuestro círculo social y nos hace interactuar con personas positivas. Aunque éste fuera el único beneficio, sería genial: amigos nuevos.

Otro de los factores en juego es que seguramente tendremos que organizar mejor nuestro día y nuestras vidas, para poder llegar puntuales. Aprendemos a aprender; el yoga nos enseña que siempre podemos adquirir nuevos conocimientos que nos abren otros horizontes. El yoga es un crecimiento constante, el cuerpo y la mente se someten a nuevas perspectivas durante la práctica.

Si asistimos con regularidad a estas sesiones, nuestro estilo de vida se transformará para bien. Desde lo que comemos hasta lo que vestimos, pasando por nuestros amigos; todo se enriquecerá y mejorará. Incluso hay personas que viajan a lugares remotos para encontrarse con el yoga. Esta manera de vivir es un magnífico vehículo para el cambio. Mientras desarrollamos fuerza y flexibilidad, nos damos cuenta de nuestro verdadero potencial. Al conseguirlo, nuestro cerebro hará lo mismo. El yoga fortalece y embellece el cuerpo y la mente.

Prepara y repara
tu vida con yoga

Duerme bien, come sano, toma agua,
haz yoga, ríe, ama, repite

Anónimo

Viaja ligero, vive ligero, difunde la luz, sé la luz.

Yogi BHAJAN

El yoga no resuelve los problemas de manera mágica, pero nos da las herramientas para afrontarlos. Nos pone en el camino correcto y hace que dimensionemos las cosas. Con la mente tranquila es más fácil tomar cualquier decisión y nuestras reacciones serán más positivas.

La práctica física del yoga nos enseña a ser pacientes con nuestro cuerpo, agradecidos, humildes, constantes, respetuosos. Estas enseñanzas son absorbidas por nuestro carácter; inconscientemente la personalidad comienza a aplicarlas. Cuando algo se descompone, nos dejan plantados, llegamos tarde, perdemos algo, o sucede cualquier contratiempo, tendremos la paciencia, humildad, fuerza o resignación para sobrellevarlo. Aun sin proponérnoslo, comenzaremos a utilizar lo aprendido en el yoga; nuestra memoria celular sabrá aplicar las lecciones aprendidas.

En el terreno de la salud física, el yoga es una disciplina determinante. La práctica correcta cura, rejuvenece, limpia, tonifica y fortalece el cuerpo. Con la constancia cualquier ser humano sana y alarga su existencia. Vivir sin achaques y librarse de enfermedades es casi el 90% de la felicidad. Con un organismo en óptimas condiciones, trabajar, vivir, amar y compartir es fácil. Si hiciéramos una encuesta, la mayoría de las personas padecen un dolor o malestar que les resta energía y los incapacita de alguna manera. El yoga es curativo, fortalece impresionantemente el sistema inmunológico.

La garantía de practicar yoga es que aumentan las probabilidades de permanecer joven y ser longevo. Así lo han demostrado muchísimas generaciones de practicantes. Con salud física y paz emocional, nuestra vida definitivamente será más fácil. La práctica del yoga abre la mente y nos introduce a mundos nuevos. Aunque estemos en una zona de confort, la constancia nos sacará de ella y nos hará vivir experiencias nuevas y gratificantes.

Cuidados en el yoga

Al inicio, cualquier clase de yoga puede tener efectos extraños y hasta desagradables. No hay por qué preocuparse, son parte del proceso restaurador. No sucede en todos los casos, pero como se trata de una práctica desintoxicarte, es normal si durante las primeras sesiones uno experimenta mareo, insomnio, náuseas y dolor corporal, de cabeza, o incluso vómito. Estos síntomas son parte del proceso de purificación que produce esta disciplina. Durante la sesión liberamos toxinas y todos nuestros tejidos se mueven, por dentro y por fuera, sanando. De alguna manera estamos sacando, sudando y disolviendo sustancias nocivas que hemos guardado por mucho tiempo.

Agua, paciencia, constancia y confianza absoluta son recomendables para sobrellevar estos malestares. El yoga cura el insomnio, pero al principio también puede provocarlo, porque el cuerpo se está acostumbrando a recibir energía extra producida en la práctica (Prana). El yoga está diseñado para meditar, pero también para curar el cuerpo físico. Cualquier enfermedad puede ser aliviada con esta disciplina, sólo hay que ser pacientes, constantes y estar convencidos de que así será.

Dolores en el yoga

El dolor es inevitable. El sufrimiento es opcional

BUDA

El yoga mal practicado es un veneno. Sí, es verdad. Pero de esto sólo tienen la culpa los malos maestros, quienes modifican las posturas tradicionales o quienes pretenden ir más allá de lo que su cuerpo tolera.

La ejecución al principio puede ser dolorosa, sin duda, pero hay una diferencia abismal entre dolor por práctica y dolor por lesión.

Por ejemplo, el dolor de muñecas es el más recurrente, pero sólo se debe a falta de fuerza en los brazos y a la incorrecta postura de las manos. En el yoga siempre se apoya toda la palma cuando se está en el piso.

El segundo dolor más frecuente es el de rodilla, con el cual se debe ser muy prudente. Primero hay que reconocer si es por lesión; si es así, hay que acudir a un médico; si es por práctica, el problema generalmente se debe a falta de elasticidad, sobre todo en la cadera. Hay que trabajar en ejercicios que liberen la articulación de la cadera, para que la rodilla tenga más espacio.

El tercer lugar lo ocupa el dolor del nervio ciático. Es muy agudo, aunque no tiene ninguna consecuencia más allá, es decir, no se está rompiendo nada, pero como es muy molesto puede ser incapacitante. Lo primero que hay que hacer para aliviarlo es bajar de peso. Lo segundo es que, si surgió en la práctica, seguramente se está haciendo algo mal y hay que corregirlo; un ejemplo de estos errores es cuando se deja caer todo el peso del cuerpo en la pelvis en vez de sostenerlo con los empeines, durante la postura de cobra (postura cinco o Panca, o mal llamada "cobra", en el Saludo al sol).

Los dolores y lesiones varían entre los practicantes, pero si uno trabaja con calma y respetando los límites de su propio cuerpo, el yoga hará su labor reparadora.

Todos los dolores asociados con la sensación de huesitos clavados o piel friccionada son normales y molestos; hay que ignorarlos hasta que el cuerpo y la piel se acostumbren. Se cree que para dominar una postura es necesario practicarla al menos cien veces. En mi experiencia esto es cierto. "El primer mes lo pasas en pena. El segundo te acostumbras. Al tercer mes vuelas", dice el maestro Sharat, y es totalmente cierto (#DolordeYogaLuvaOm).

Beneficios del yoga

99% práctica, 1% teoría

PATTABHI JOIS

Para probar la dulzura del yoga, hay que practicarlo

Vedas

Sólo con la práctica se disfruta la dulzura del yoga

Anónimo

Lo importante en el yoga es invisible

DAVID WILLIAMS

No tienes que ver toda la escalera,
basta con dar el primer paso

MARTIN LUTHER KING JR.

Para obtener los beneficios del yoga, hay que practicarlo. La teoría es inútil si el cuerpo no experimenta el trabajo. Muchos estudiosos de los textos yoguis en sánscrito se han perdido del mensaje al no someter a sus cuerpos al proceso físico. Los resultados de la constancia en el yoga se dan en muy poco tiempo.

Quizá al principio el cuerpo experimente dolor, náuseas, insomnio; estos efectos son parte del proceso de desintoxicación. Los beneficios de la disciplina comienzan con una limpieza física, y es lógico que haya reacciones. Pero casi de inmediato, en las dos primeras semanas, uno puede disfrutar sus bondades. He aquí una lista, que se queda corta, de algunos de los muchos beneficios del yoga:

1. Refuerza el sistema inmunológico
2. Enseña balance y equilibrio
3. Desintoxica
4. Fortalece el cuerpo
5. Da energía

6. Ayuda en el autocontrol
7. Mejora la circulación
8. Perfecciona la postura
9. Autoaceptación
10. Aumenta la percepción
11. Flexibiliza el cuerpo
12. Reduce y cura enfermedades
13. Mantiene la espina sana
14. Aumenta el tono muscular
15. Mejora la calidad del sueño
16. Conecta mente y cuerpo
17. Eleva la confianza y seguridad
18. Afina la voz
19. Mejora la atención y la concentración
20. Invita a comer bien
21. Mejora la sexualidad
22. Elimina el estrés
23. Crea buenos hábitos
24. Reduce grasa corporal
25. Calma la mente

Para ser sinceros, los favores del yoga no son gratuitos, la disciplina es el precio. El bienestar es proporcional a la práctica, y entre más profunda y constante sea, más dulces serán los frutos.

Me he topado con mucha gente que tiene casi siempre los mismos pretextos para no hacer yoga: «No soy flexible», «No tengo tiempo», «Tengo problemas de espalda», «Estoy ya muy grande», etcétera. Para mí, estas excusas son precisamente las razones por las que se debe practicar. El yoga vuelve flexible el cuerpo y la mente, suma tiempo de vida, mejora el problema de espalda y rejuvenece.

En mi experiencia, los beneficios han sido tan hermosos que me motivaron a compartir mi camino en estas páginas. Además el yoga me mostró una ruta de disciplina y constancia: me ubicó en mi peso ideal, me enseñó a no quejarme y a que a veces el dolor físico es parte del trayecto y la transformación. El yoga redujo mi edad aparente y me da claridad en muchas de mis relaciones personales. Hasta ahora las enfermedades han ignorado a mi cuerpo. Entre más flexibilizo los músculos, más elástica es mi mente. Sin duda mejoró mi carácter y todos los días aspiro a transformarme en una persona bien intencionada y amable.

El poder curativo de los asanas

Los asanas o posturas pertenecen al Hatha-Raja Yoga, es decir, al yoga físico. Son herramientas biomecánicas para meditar. Se realizan acomodando el cuerpo de una manera específica y uniéndolas con respiración (Pranayama), puntos focales (*drishti*) y candados corporales (*bandhas*). La práctica de asanas es el tercer camino, de ocho, en el Ashtanga.

Nadie sabe cuántas posturas se pueden realizar con el cuerpo; cada escuela de yoga tiene diferente número; sin embargo hay muchas clásicas y muy básicas. Los *shastras* (escrituras antiguas) aseguran que hay ocho millones cuatrocientos mil asanas, equivalentes al número de especies que existen en el universo, y que éstas son sólo conocidas por el dios Shiva[5]. Aunque se dice que en el siglo XIX, el gurú Ramamohan Brahmachar conocía siete mil posturas, y se sabe que enseñó tres mil a Shri T. Krishnamacharya.

Es importante saber y repetir el nombre de las posturas en sánscrito, por tres razones: la primera es que generalmente esta nomenclatura describe los componentes de la postura; la segunda es porque así la forma de llamar a un asana se vuelve universal, y la tercera es para honrar la tradición del yoga.

Por ejemplo, Bhujapidasana: *bhuja* significa "hombro o brazo"; *pida*, "presión", y *asana*, postura. Así sabemos que en esta posición se presionan los hombros. Los nombres en sánscrito describen lo que las posturas hacen (#BhujapidasanaLuvaOm).

El asana más conocida en yoga es Padmasana o "flor de loto", y la razón es que todas las posturas tienen como objetivo facilitar, flexibilizar y fortalecer al individuo para que el cuerpo se acostumbre a meditar. Padmasana es una postura difícil y sólo uno de cada diez humanos puede sentarse así cómodamente de manera natural. Se ha

---

5   Cita en: Maehle, Gregor. Ashtanga Yoga: Mytology, anatomy, and practice. New World Library, USA: 2009, p. 54.

dicho que toda la práctica de asanas está diseñada para acostumbrar al cuerpo y a la mente para soportar estar sentado en Padmasana y así lograr los caminos de Dharana (concentración), Dhyana (meditación) y Samadhi (iluminación).

Las posturas son herramientas para *conectar* al individuo con un estado de meditación, pero más allá de eso tienen un beneficio físico muy poderoso. Sirven para flexibilizar, fortalecer y estimular diferentes órganos y glándulas del cuerpo. El efecto de practicarlas es inmediato.

Manju Jois dice que al hacer los asanas "uno está trabajando con el Karma, por eso las posturas duelen, porque uno está *quemando* lentamente su Karma, y también por eso uno se siente de maravilla cuando termina".

Hay asanas especializados en flexibilizar las corvas de las piernas, otras estimulan la glándula tiroides, otras fortalecen los pulmones o la espina dorsal. A continuación presento algunos ejemplos de posturas y sus beneficios físicos:

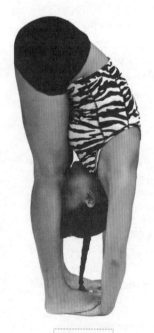

Uttanasana

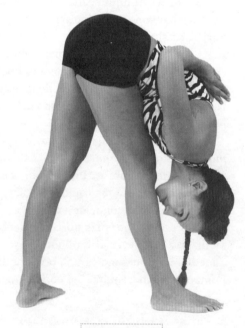

Parsvottanasana

54

- **Uttanasana:** es una preparación útil para evolucionar hacia asanas de pie más duras posturas. Relaja el cerebro y ayuda a liberar estrés (#UttanasanaLuvaOm).
- **Padangusthasana:** flexibiliza las corvas de las piernas y fortalece la región anal (#PadangusthasanaLuvaOm).
- **Parsvottanasana (postura intensa hacia adelante):** fortalece las articulaciones y prepara al cuerpo para asanas más complicados (#ParsvottanasanaLuvaOm).
- **Padahastasana:** ayuda a los riñones, fortalece el abdomen bajo y fortalece la región anal (#PadahastasanaLuvaOm).
- **Utthita trikonasana:** alinea el cuerpo y agranda los canales respiratorios (#UtthitaTrikonasanaLuvaOm).
- **Utkatasana (de fuego o poder):** fortalece la cintura, adelgaza, previene el dolor de la columna (#UtkatasanaLuvaOm).
- **Paschimattanasana:** estira la espalda fortalece los órganos digestivos, hígado, manos y piernas. Al principio resulta muy intensa, pero con el tiempo se vuelve un lugar de reposo (#PashimattanasanaLuvaOm).
- **Kurmasana:** purifica el plexo coxígeo en la región anal, donde nacen los 72 mil *nadis* o canales de energía. Limpia los pulmones

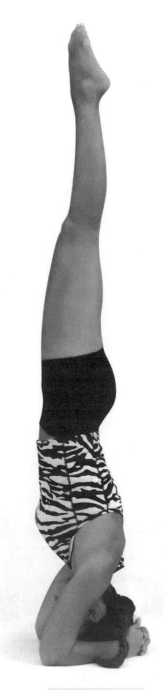

Shirshasana o parado de cabeza

y fortalece el corazón. Fortalece la columna vertebral y el pecho (#KurmasanaLuvaOm).

- **Navasana (postura del barco):** fortalece el abdomen, la columna, los pulmones y las costillas; aviva el fuego digestivo (#Navasana-LuvaOm).
- **Shirshasana:** los beneficios de esta postura son muy grandes. Los *nadis* del cerebro y los ojos se purifican. Incrementa la memoria. El chakra Sahasrara se nutre de manera óptima. Agiliza el intelecto. Para el cuerpo sutil, evita la pérdida del Amrita, que es el néctar de la inmortalidad o de la juventud. En términos anatómicos, estimula la glándula pineal, que muchas veces al petrificarse envejece la mente (#ShirshasanaLuvaOm).

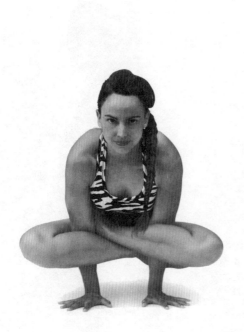

Kukkutasana

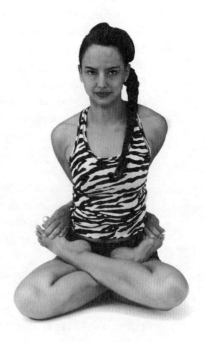

Marichyasana

- **Kukkutasana (postura del gallo):** la palabra es una onomatopeya; esta postura que combina balance, fuerza y flexibilidad (#KukkutasanaLuvaOm).
- **Marichyasana:** es una postura que honra al hijo del dios Brahama, Marichy. Flexibiliza y masajea la columna, abre la cadera y, en las mujeres el aparato reproductor en las mujeres
- (#MarichyasanaLuvaOm).
- **Baddha Padmasana (flor de loto):** la mente debe flotar con la quietud del loto en el agua durante esta postura. Es la más grande y emblemática de todos los asanas. Los beneficios son mentales y espirituales. Estimula el páncreas, el hígado y los riñones y fortalece la espalda (#PadmasanaLuvaOm).

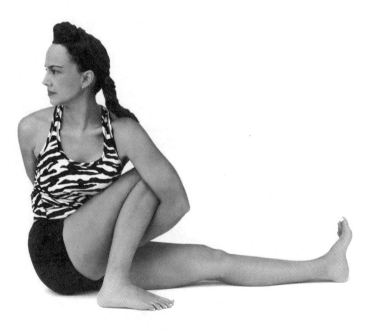

Baddha Padmasana o candado de flor de loto

Surya Namaskar o Saludo al sol
#SuryaNamaskarLuvaOm
#SaludoalSolLuvaOm

Es una secuencia de asanas que se realizan en movimiento. Muchas tradiciones de yoga comienzan la práctica con esta cadena y hay diferentes maneras de realizarla. Se cree que el sol es una de las principales fuentes de salud, por eso este saludo se ejecuta en su honor. Para realizarlo como es debido es necesario unir cada postura con un Vinyasa (respiración-movimiento), contraer los candados corporales y utilizar los puntos focales. El orden en las posturas varía un poco según la escuela de yoga que lo enseñe, pero la intención es la misma: meditar.

Según las antiguas escrituras, la práctica del Surya Namaskara cura tres tipos de enfermedades: corporales, mentales y espirituales. En el libro *Yoga Mala*, Pattabhi Jois asegura que el Saludo al sol es tan poderoso que, si se realiza de manera espiritual, puede curar enfermedades terribles como lepra, epilepsia, ictericia.

En décadas recientes hay una tendencia entre muchos practicantes de yoga en realizar 108 saludos al sol cuando hay un equinoccio o un solsticio, como una manera de celebrar y agradecer al sol. El origen del *sagrado* número 108 de la tradición yogui es incierto, puede tener una explicación en el hecho de que un collar *mala* (rosario para recitar mantras) tiene 108 cuentas. También se dice que hay 108 *Upanishads* y 108 lugares sagrados en India. La cifra es muy importante en varias tradiciones, incluyendo el budismo, el jainaismo, el islam, el sikh, etc. Incluso se asocia con la astronomía, pues el diámetro del sol es aproximadamente 108 (109) veces más grande que el de la Tierra. Además hay también aproximadamente 108 (110.6) diámetros lunares entre la tierra y la luna. En fin, hay muchas explicaciones, pero por tradición, el 108 es un número muy simbólico en toda la cultura védica.

La práctica tradicional del yoga

Ocho caminos Ashtaga

#AshtangaLuvaOm

HAY MUCHOS TIPOS DE YOGA, PERO TODOS TIENEN ALGO EN común y se rigen por ocho principios fundamentales. Al practicarlos las impurezas de la mente y del cuerpo se destruirán, ya que son sólo obstáculos que impiden conocer la verdadera naturaleza de nuestro ser.

Según la tradición, si se practican los caminos del yoga, uno adquirirá la sabiduría para distinguir lo real de lo irreal. Los ocho principios son: Yama, Niyama, Asana, Pranayama, Pratyahara, Dharana, Dhyana y Samadhi.

- **Yama.** Las cinco normas de comportamiento moral de la disciplina externa.
  1. Ahimsa: no violencia.
  2. Satya: verdad, honestidad.
  3. Asteya: no robar.
  4. Brahmacharya: celibato, control sexual.
  5. Aparigraha: no poseer, no codiciar y tomar sólo lo necesario.

- **Niyama.** Principios de autopurificación, principios o disciplina interna.
  1. Shaucha: pureza, limpieza interna mental y externa física.
  2. Santosha: estar conforme.
  3. Tapas: autodisciplina (dieta, gente, influencias negativas).
  4. Swadhyaya: autoestudio, profundizar en el yoga y sus textos, experimentar la práctica, observar las enseñanzas del gurú.
  5. Ishvara pranidhana: devoción; el yoga es también espiritual, entre más se piensa en lo divino, más fuerza para lidiar con la vida y el Samsara.
- **Asana:** postura, control del cuerpo. Es la puerta de entrada para practicar los siguientes caminos. Con el ejercicio de éstos se trabaja profundamente el físico interno, los *nadis*[6] (canales de energía del cuerpo sutil o imperceptible) se limpian y liberan, entonces se accede a la fuerza interna conocida como Prana. Los asanas, combinados con la respiración y la mirada, producen Prana. Sólo cuando se tiene acceso a la energía pránica el yogui trasciende lo físico. Con la práctica de las posturas se obtiene la suficiente flexibilidad y fuerza para sentarse en Flor de loto por periodos prolongados y así practicar el Pranayama y el Dhyana.
- **Pranayama:** control de la respiración. Hay diferentes técnicas y, en conjunción con los asanas, los bandhas y las fosas nasales del lado derecho o solar (*surya nadi*), y del lado izquierdo o lunar (*chandra nadi*) y la retención de la respiración (*kumbhaka*) se produce Prana. Es la puerta de entrada para la concentración o Dharana. Es una herramienta poderosísima en la práctica yogui. El *Hatha Yoga Pradipika* describe ampliamente varias técnicas de Pranayama, así como sus beneficios: Suryabhedana, Ujjayi, Sitkari, Sitali, Bhastrika, Bhramari, Murca, Plavini, Kevala Kumbhaka. La iniciación en estos métodos requiere la guía de un gurú. Durante la práctica normal de asanas se sugiere inhalar (*puraka*) aire por la nariz y exhalar (*rechaka*) produciendo un sonido en la garganta. Se cree que respirar por la boca debilita al corazón. La inhalación y la exhalación deben ser igual de largas, deben durar aproximadamente dos segundos cada una (a menos que se esté practicando un método de Pranayama diferente). Un asana se debe practicar con Pranayama y el Pranayama con un asana.

---

6   Canales energéticos. Los principales son Shushumna, Ida y Pingala.

- **Pratyahara:** es el control de los sentidos. Sucede cuando la mente fluye al ritmo de la respiración y abandona los pensamientos y las sensaciones. Es un estado de quietud y calma mental durante la práctica de yoga. Cuando se alcanza un alto nivel de Pratyahara es posible que se deje de percibir el ruido, el calor, el frío e incluso dolor.
- **Dharana:** concentración. Aquí sólo hay abstracción en la inhalación, y en la exhalación. Con ayuda de los *dishtis* (la mirada) se alcanza el camino de la máxima concentración.
- **Dhyana:** es la meditación. En la etapa más profunda no hay pensamientos, sólo contemplación.
- **Samadhi:** en los *Yoga Sutras* de Patanjali, se describe este último camino como "hacerse uno con el todo, como el ideal máximo, el estado de iluminación". Según el *Hatha Yoga Pradipika* "un yogui en Samadhi no será consumido por el proceso del tiempo, no se verá afectado por el Karma, nada lo influenciará".

Actualmente la mayoría de practicantes de yoga conocen sólo dos de estos caminos: los asanas y el Pranayama. Es decir, apenas la punta del iceberg, pero aunque se ejerzan nada más éstos, el poder transformador del yoga es tan fuerte que poco a poco nos sentiremos atraídos a los otros conceptos. "Practica y todo vendrá".

Pilares del yoga

CUALQUIERA QUE SEA EL TIPO DE YOGA QUE UNO PREFIERA (Bhakti, Jnana, Hatha o Karma), o el estilo que uno elija (Ashtanga, Bikram, Iyengar, etc.) hay vasos comunicantes y claves fundamentales que dan consistencia. Yo sugiero prestar mucha atención a las siguientes definiciones, hay muchísima sabiduría y profundidad contenida en ellas. Los puntos que describo a continuación son sólo un recordatorio para que quien inicia en esta disciplina esté alerta de que hay herramientas físicas y espirituales que definen al yoga.

- **Namaste:** es la manera de saludar en la tradición del yoga de India y también de muchos países del sudeste asiático. Viene de las palabras sánscritas *namaha* y *namo*, que son formulas de respeto para dirigirse a las divinidades, y de *namaskar*, que es saludo. Por eso se cree que "namaste" se puede interpretar como "Lo divino en mí saluda a lo divino en ti". Se dice "namaste" al mismo tiempo que se ponen las manos en posición de plegaria (*anjali mudra*).
- **Vinyasa (movimiento con respiración):** es un sistema de movimiento con respiración. Este término es actualmente muy utilizado por los estudios de yoga, pero en realidad no es ningún estilo en sí. Se refiere a la transición que se da para ir de un asana a otro, inhalando y exhalando. Por ejemplo, un Saludo al sol tiene nueve vinyasas o movimientos con respiración. Una marometa hacia atrás, un parado de manos o cualquier postura de transición puede ser llamada así. El objetivo es purificar o limpiar la sangre, las articulaciones y los órganos internos a través del calentamiento.

El sudor es un producto resultante del vinyasa, que también hace una función de limpieza y desintoxicación. Practicando simultáneamente asanas y vinyasas es posible adquirir control sobre el cuerpo y la mente.

- **Drishti (punto focal):** cada asana y cada vinyasa se deben realizar dirigiendo la mirada hacia un punto focal específico. Éste permite, con la práctica y la concentración, la meditación. Además de ser una herramienta para la abstracción, guía la dirección de la postura. Hay nueve drishtis: urdhva drishti (al cielo), brumadhya drishti (tercer ojo), nasagra drishti (nariz), parsva drishti (lado derecho) parsva drishti (lado izquierdo), nabhi drishti (ombligo), hastagra drishti (dedo medio), angusta drishti (pulgar).

- **Trishtana:** es un *estado* que conjuga un asana, la respiración, y la mirada dirigida a un punto focal drishti. Asana + Pranayama + Drishti = Trishtana.

- **Bandhas (candado corporal):** Existen en el cuerpo tres candados o sellos, que al activarlos evitan que la energía se fugue. Muhla Bandha, Udddiyana Bandha y Jahlandhara Bandha. A grandes rasgos, es importantísimo aclarar que es fundamental aplicarlos durante la práctica de yoga. Muhla Bandha está ubicado entre el ano y los genitales, tanto en hombres como en mujeres; se activa contrayendo el suelo pélvico, el dominio de este bandha se logra tras varios años de práctica. Uddiyana Bandha es abdominal; se practica contrayendo el vientre bajo, aproximadamente tres dedos debajo del ombligo; está ligado al primer candado, a veces incluso se consideran el mismo; ambos deben estar fuertemente activos durante la práctica de yoga, es más, de ser posible todos los días durante todo el tiempo. Al aplicar los bandhas el practicante adquiere una fuerza extraordinaria, inexplicable con palabras, y la transformación mental sucederá sin duda. Estos dos candados mejoran instantáneamente la postura, dan fuerza y logran mantener la energía vital, Prana, en el cuerpo. Jalandhara Bandha se localiza en el cuello, en la región de la glándula tiroides. Se activa presionando la barbilla contra el pecho en algunas situaciones, como durante la respiración o en ciertas posturas. Se dice que regula el metabolismo al estimular la tiroides, ayuda a fortalecer las cuerdas vocales, afina la voz y calma la mente.

- **Atman:** se puede entender como "el yo verdadero" y se equipara con el Brahma (el ser divino), es decir, es lo más grande que puede ocurrir. Cuando se encuentra en total expansión, es Brahma. En otra escala, la más pequeña de todas, está el verdadero centro del ser, el "yo verdadero". En los Vedas se describe la ecuación Atman = Brahma, o sea, lo más pequeño es igual a lo más grande, o el cosmos está reflejado en tu interior, o en la partícula más pequeña se puede explicar el universo.

- **Sutra:** literalmente significa "cordón de perlas", y el vocablo se utiliza para describir a un conjunto de aforismos o frases breves llenas de sabiduría que dan cuerpo a un manual.
- **Moksha:** es la liberación del círculo de reencarnaciones llamado Samsara. Cuando una persona alcanza este estado (quizá a través del yoga) deja de reencarnar. Esta experiencia es el ideal máximo de la práctica de esta disciplina.
- **Samsara:** es el mundo, la tierra, la existencia mundana y el círculo de nacimiento y renacimiento. Es el lugar de las reencarnaciones.
- **Samskaras:** son impresiones en la personalidad, responsables de hacernos repetir patrones de conducta. Están registradas en el cuerpo sutil, y modificarlas puede disolver el Karma. Al reencarnar nacemos con samskaras heredados de otras vidas.
- **Prana:** es la energía vital del universo. Se dice que es la sustancia que une al mundo material con la conciencia universal. Al practicar yoga aprendemos a atraparlo y producirlo de manera eficiente, a través de nuestros 72 mil canales de energía o *nadis*. El Prana es omnipresente y nos ayuda a sanar y limpiar el cuerpo físico.
- **Shakti:** es una fuerza asociada generalmente a lo femenino. Se trata de un término utilizado para aludir a la energía que se genera en los *nadis*. El Prana shakti es el poder vital.
- **Shanti:** es paz, armonía mental, tranquilidad. Es lo opuesto a la violencia y el deseo de cualquier yogui para el mundo. Uno de los principales mantras en yoga es *Shanti, Shanti, Shanti. Om.* Repetirlo da paz a quien lo canta y arroja buenas intenciones al universo.
- **Ayurveda:** sus raíces en sánscrito son *ayuh*, "periodo de vida", y *veda*, "verdad". Es considerada una ciencia hermana del yoga. Es el sistema de medicina tradicional en India, pero actualmente ha alcanzado muchos rincones del planeta, y es reconocido en varios países como un método muy efectivo de sanación. Hay textos del siglo VI antes de Cristo que documentan este tema. La medicina ayurveda utiliza plantas medicinales, masajes y tratamientos con aceites.

- **Kriya:** este término puede traducirse como "esfuerzo", y es empleado de dos maneras. En el sentido clásico del Kriya Yoga se refiere a cualquier trabajo durante la práctica de esta disciplina; en el siglo XX, Paramhansa Yogananda llevó a América este estilo, asegurando que transforma a las células cerebrales. El sentido que le otorga el Yoga Kundalini, es responsabilidad de Yogi Bhajan, quien creó un sistema que reúne asanas, mantras, respiración y candados, y les llamó kriyas; él segura que practicándolos se genera una base para el proceso meditativo. Pero, según el *Hatha Yoga Pradipika*, son *seis* actos de limpieza corporal profunda y se pueden llevar a cabo de manera mental o física (sólo deben practicarse cuando hay padecimientos, aunque he visto a muchos yoguis que los realizan a diestra y siniestra). Estos kriyas se llaman Dhauti, Vasti, Neti, Trataka, Nauli, Kapalabhati. Como estas seis técnicas abarcan un capítulo entero de *Hatha Yoga Pradipika*, es bueno conocerlas, pero es vital realizarlas sólo con la supervisión de un gurú.

Los seis kriyas o caminos de purificación

- **Dhauti:** consiste en tragar una toallita húmeda y destrabarla. Si se realiza este ejercicio de manera mental, activará uno los centros por donde transita el trapito, es decir, garganta, corazón y ombligo. Ayuda en el tratamiento del asma y enfermedades relacionadas con flemas. Fortalece los bronquios.
- **Vasti:** es un lavado muy complejo. Consiste en sumergir el cuerpo en agua hasta el ombligo y asumir el asana Utkatasana (parado con las rodillas flexionadas); luego se introduce una varita de bambú por el ano y se agita, al tiempo que se contrae y se relaja (definitivamente se recomienda hacerlo de manera mental). Así se aliviarán dolencias asociadas al sistema digestivo.
- **Neti:** consiste en pasar un hilo a través de las fosas nasales y sacarlo por la boca. Se cree que cura todas las enfermedades del cuello para arriba, purifica el cráneo e incrementa la percepción del cuerpo sutil. Realizarlo mentalmente es igual de benéfico que hacerlo físicamente.

- **Trataka:** consiste en mirar fijamente un objeto sin parpadear hasta lagrimear. Supuestamente cura las enfermedades de los ojos.
- **Nauli:** consiste en poner las manos sobre las rodillas estando de pie y luego mover el estómago en círculos. Se le considera la corona del Hatha Yoga. Nauli resuelve todos los problemas digestivos, produce felicidad y mejora el carácter.
- **Kapalabhati:** es un ejercicio respiratorio. Donde se inhala (*puraka*) y exhala (*rechaka*) rápidamente. Mejora el sistema respiratorio.

Karma
#KarmaLuvaOm

Es la manera como regresa a nosotros una acción que originamos. Producimos Karma de cuatro formas: con el pensamiento, con las palabras, con las acciones y con las instrucciones que damos a los demás. Hay tres tipos de Karma:

1. **Sanchita Karma:** es el acumulado de todas nuestras vidas pasadas.
2. **Prarabdha Karma:** es el que aparece en esta vida y se aplica a problemas específicos.
3. **Kriyamana Karma:** es todo el que producimos con nuestras acciones en este presente, y moldea nuestro futuro.

Si es posible producir Karma, entonces es muy buena idea generar acciones de bondad, compasión y amor para que en el futuro esas virtudes regresen a nosotros. Producimos Karma negativo cuando los celos, la envidia, el egoísmo, la avaricia y el apego nublan nuestro camino hacia la iluminación.

Se trata de una energía condicionada por acciones realizadas en vidas pasadas. El Karma del pasado repercute en el presente, y el del presente en el futuro. La reencarnación es la forma que tiene el Karma de repetir y repetir las experiencias. Si se sigue el mismo patrón que pone a un individuo en determinada situación, el Karma seguirá repitiéndose en el futuro. Se puede disolver de manera consciente, y una de las herramientas para alcanzar la liberación es la práctica del yoga. Cuando un ser evoluciona la forma de abordar sus experiencias (actos, palabras y pensamientos) el Karma se disuelve y se está más cerca de obtener la Moksha, para alcanzar así el estado de Samadhi, que en el budismo se le llama Nirvana.

El idioma del yoga

El sánscrito ("lenguaje perfecto") es una lengua artificial, según el físico teórico y traductor del texto Upanishads, Dean Brown. De acuerdo a la tradición hinduista, es un idioma de origen divino, revelado a los saddhis (sabios) durante la meditación. Es el origen común de muchas lenguas protoindoeuropeas, como inglés, ruso, islandés, griego, francés. Muchas palabras en sánscrito han viajado a través de la ruta gitano indoeuropea y la ruta mediterránea romance.

Es un idioma culto (no vernáculo), es decir, era la lengua formal usada por los poetas y los sacerdotes en tiempos antiguos. Los términos en sánscrito son tan precisos que sobreviven en el lenguaje común hoy en día. El sánscrito es particularmente preciso para describir sentimientos.

Los textos yogui están escritos en este idioma, representados con caracteres devanagari (escritura de los dioses) igual que muchos textos místicos, como el Bhagavad Gita y los Yoga Sutras.

El sánscrito es el lenguaje del yoga; aunque se considera una lengua muerta, no lo está, porque sigue vivo en muchos otros idiomas. Metafísicamente no es como los otros; es un idioma de vibraciones traducidas a la anatomía humana. No es exacto decir que el sánscrito se habla, ya que se articula y se entona de una manera específica. Nuestro cuerpo entiende esas vibraciones y sonidos. Desde el punto de vista espiritual, los shastras (escritos/escrituras) dicen que en la antigüedad fue el lenguaje de toda la tierra.

Así como los asanas preparan el cuerpo para meditar, el sánscrito prepara para cantar o pronunciar mantras. Es imprescindible pronunciar los mantras con exactitud, ya que existe una manera específico para hacerlo que, desafortunadamente, se ha ido distorsionando con el tiempo. Según la tradición, quien tiene la habilidad y el conocimiento para pronunciar los mantras correctamente, poseerá también un poder espiritual ilimitado para meditar usándolos, ya que son llaves espirituales que abren caminos y puertas. La frecuencia correcta de un mantra está determinada por su adecuada pronunciación.

Las escrituras

A muchos físicos nos gusta la tradición sánscrita porque describe al universo en cosmologías que están vigentes hoy en día

DEAN BROWN, físico teórico y traductor de *Bhagavad Gita*

Una parte importante en el universo del yoga son los Vedas ("conocimiento o verdades"), grandes cuerpos de texto compuestos en sánscrito. Son los tratados más antiguos sobre hinduismo y se dice que son de inspiración divina. También se les llama a *sruitis* ("lo que se escucha"). En el *Mahabharata* (texto épico hindú), la creación de los Vedas se le atribuyen a Brahma (lo absoluto, el todo).

Otro pilar importante son los *Upanishads* ("a los pies", en alusión a sentarse a los pies del maestro). Son libros escritos en el mismo estilo de sánscrito utilizado en los Vedas, y contienen conceptos de sabiduría hinduista. Fueron compuestos en el periodo entre el siglo VII antes de Cristo y hasta el XX de nuestra era. Se atribuyen a varios autores, incluidos algunos considerados de origen divino. Se cree que revelan verdades o *sruti* acerca de lo absoluto, del Brahma.

Muchos de estos libros se transmitieron en secreto, de boca en boca, de maestro a discípulo. Se conocen alrededor de 200 Upanishads, pero se dice que son 108, un número simbólico. Los doce primeros son los más antiguos, y fueron enseñados de manera oral hasta el siglo XIX. A esta docena se les conoce como *Mukhya Upanishads*, y contienen narraciones como el *Bhagavad-Gita* y el *Brahmasutra*. Muchas de estas historias explican el origen de la sílaba divina "Aum/Om", esa vibración cósmica que está en toda existencia. El mantra *Om Shanti, Shanti,*

Shanti, que se traduce como "Om, paz, paz, paz", es constantemente citado en los Upanishads.

En lo referente al yoga, los Upanishads contienen muchas narraciones. Por ejemplo, el *Yoga-tattua-upanishad*, fechado en el siglo xv después de Cristo, trata sobre las ideas tántricas relacionadas con los ocho centros de energía situados a lo largo de la columna vertebral, llamados chakras.

Los *rishis* o maestros hindúes pusieron los Upanishads en papel hasta el siglo xix para enseñarlos a los occidentales, pero dejaron de hacerlo al percatarse que al escribirlos, en vez de cantarlos, perdían parte de su fuerza, de su poder. Los versos sobrevivieron de manera oral por milenios, así que se decidió seguir cantándolos, para preservar su armonía.

La sílaba *Om*

Om es el sonido eterno con el que se expresa todo el universo. Su pronunciación se escucha como *a-u-m*.

Es la sílaba más pronunciada en la práctica de yoga. Según los *Yoga Sutras* de Pattanjali, sólo con la repetición constante de *Om* se logra entender su varadero significado. Es un sonido que requiere de toda la atención. En sánscrito se escribe en alfabeto devanagari.

Es propia de tradiciones religiosas como el budismo, hinduismo, sikhismo y jainismo. *Om* generalmente antecede a cualquier otro mantra, y se cree que fue el primer sonido que hubo en el universo. Se afirma que la repetición de esta sílaba, considerada poderosísima, calma la mente, pero además hay muchos secretos que se desvelan al pronunciarla muchas veces. Es divertido, hermoso y profundo decir y cantar *Om*; cuando se refrenda, la boca y garganta hacen que el cráneo vibre, luego todo el cuerpo. *Om* masajea el cuerpo físico, pero muchos creen que también toca partes intangibles del ser con sus vibraciones. Cantar *Om* en grupo es una experiencia muy agradable.

La iluminación, Ishvanara o contacto con lo divino, no se puede explicar con palabras; existe en un lenguaje cósmico que es de vibraciones, luz, sonido y energía. Cada átomo vibra con la sílaba *Om*. En el espacio exterior no hay sonido, porque las ondas requieren de una atmósfera que las transporte; sin embargo, hay frecuencias electromagnéticas que pueden ser traducidas a ondas sonoras para ser captadas por el oído humano; es como pensar que en una partitura no hay música, pero basta con traducirla en un piano para que el oído la disfrute, esto mismo pasa con la sílaba *Om*.

Mantras
#MantrasLuvaOm

La palabra deriva del sánscrito *man*, "pensar, mente". Los mantras son sonidos, sílabas, palabras o versos completos que al pronunciarse repetidamente, en voz alta, sirven como herramienta para meditar y despertar la conciencia (iluminación). Su origen puede ser rastreado en los escritos más antiguos de la tradición védica. Según los expertos en sánscrito, tienen una manera correcta de pronunciarse.

Todos los tipos de yoga (salvo el Kundalini) incluyen mantras que pueden pronunciarse, cantarse o recitarse; *Om* es el más emblemático. Son llaves que abren puertas en el camino hacia la iluminación y se les atribuye un origen divino, revelado a los sabios a través de la meditación.

Según el conocimiento tradicional, cada chakra responde a mantras específicos. Se pronuncian en el sistema de "canto y respuesta", es decir, alguien recita y otros repiten; este método ha permitido la memorización de los mantras y su permanencia en el tiempo. Los practicantes de Bhakti Yoga (devocional) los repiten en hermosas canciones muy antiguas, para tratar de conseguir la liberación.

A continuación presento algunos de los mantras más hermosos, famosos y poderosos:

MANTRA GAYATRI

....

*Om
bhūr bhuvah svah
tat savitur varenyam
bhargo devasya dhīmahi
dhiyo yo nah pracodayāt*

Om
Meditemos en la excelente gloria de
la luz divina (sol). Dejemos que su
luz estimule nuestra sabiduría.

MANTRA PAVAMANA

....

*Om
Asato mā sad gamaya, tamaso
mā jyotir gamaya, mrtyor
māmrtam gamaya*

Om
De lo irreal guíame a lo real, de la
oscuridad guíame a la luz, de la
muerte guíame a la inmortalidad.

MANTRA SHANTI

....

*Om
sahanā vavatu
sahanau bhunaktu
saha vīryam karavāvahai
tejasvi nāvadhītamastu
mā vidvisāvahai
om śāntih śāntih śāntih*

Om
Que lo divino nos proteja, que nos
una, que trabajemos juntos por la
humanidad.
Que el resultado de nuestro
conocimiento sea brillante, que no
haya hostilidad entre nosotros.
Om. Paz, paz, paz.

MANTRA MAHAMRITYUNJAYA

....

*Om
tri-ambakam iayamajé
su-gandim pusti vardanám
urvarukaiva bandanán
mritior muksíia mamritat*

Om
Gran señor de los tres ojos, el que
aromatiza, nutre y hace crecer a
todos los seres.
Así como un melón es cosechado
por un campesino, cuando está
maduro, así libéranos de la muerte y
danos inmortalidad.

Om Mani Padme Hum: es el mantra budista más cantado. Pues se cree que encierra todas las enseñanzas de Buda. La traducción literal es:

Om	Om es un sonido divino
Mani	joya... amor, pureza
Padme	loto, sabiduría
Hum	une todo

El significado es muy profundo y no alcanzan las palabras en un idioma moderno para describirlo; pero es algo así como: "La iluminación y la verdad se encuentran cuando el amor y la sabiduría se unen". Se canta y se escribe en varios idiomas, principalmente sánscrito, tibetano, nepalí, chino mandarín, mongol, coreano y japonés.

Mantra Kundalini: este mantra pertenece a la tradición sikh; se escribe y se dice en punjabi, pero tiene su origen en textos sánscritos. Se representa con un símbolo parecido al *Om*. Es también el emblema de la religión sikh:

Ek Oonkar "Todo es el uno" o "Una sola realidad".

Chakras
#ChakrasLuvaOm

En sánscrito, chakra quiere decir "círculo de energía" o "círculo que gira". Los chakras están distribuidos por el cuerpo sutil, a lo largo de la columna vertebral. Hay ocho principales, aunque se sabe que son muchos más.

Estos centros de energía se encargan de filtrar la fuerza vital (Prana) que corre a través de los *nadis*. A pesar de que los chakras son parte del cuerpo sutil, y de que son invisibles a simple vista, se manifiestan en el cuerpo físico y son perceptibles. Si alguno está desbalanceado, se manifiesta como una enfermedad concreta o psicosomática. Hacer yoga balancea estos ocho chakras. Aunque son invisibles están totalmente asociados al cuerpo anatómico, justo donde hay glándulas y diafragmas. A continuación describiré las cualidades esenciales de cada uno de estos centros principales:

- **Muladhara chakra** *Mula: raíz. Adhara: base*
Color: rojo.
Símbolo: loto de cuatro pétalos.
Animal: elefante de siete trompas.
Elemento: tierra.
Mantra: *Lam.*

Se localiza en el coxis, entre el ano y los genitales. El chakra raíz está relacionado con la seguridad, la supervivencia y el potencial humano. Se dice que ahí duerme enroscada la energía Kundalini, lista para despertar e iniciar su camino hacia el chakra de la coronilla, para llevar al hombre a su máximo potencial.

En Muladhara no hay ningún órgano endócrino, pero se piensa que activa la glándula adrenal, responsable del instinto de supervivencia. En esta región hay un músculo que controla la eyaculación en los hombres. Aquí se guarda la memoria kármica de vidas pasadas y el curso de nuestro destino. Este chakra es la base de nuestra personalidad. Los atributos que se pueden despertar con este círculo son la vitalidad, el vigor y el crecimiento, pero también aquí se alojan la pereza y los deseos físicos.

- **Svadhisthana Chakra** *Sva: uno mismo, el ser. Shthana: lugar*
Color: anaranjado.
Símbolo: loto de seis pétalos.
Animal: cocodrilo.
Elemento: agua.
Mantra: *Vam.*

Se localiza en la parte baja del hueso sacro. Aquí se almacenan nuestras experiencias y la memoria intrauterina. Si en Muladhara se guarda la memoria kármica, en Svadisthana se activa el Karma.

En este chakra se filtran los celos, la envidia, el coraje, la pasión, la crueldad, la arrogancia, la pereza, la violencia, la codicia, la duda. Corresponde a los testículos o los ovarios, donde se producen las hormonas sexuales que pueden generar cambios de humor, emociones, energía sexual y creatividad.

- **Manipura chakra** *Maní*: joya. *Pura*: lugar, región, ciudad
  Color: amarillo.
  Símbolo: loto de diez pétalos.
  Animal: carnero.
  Elemento: fuego.
  Mantra: *Ram*.

Se localiza detrás del ombligo. Está relacionado con la energía y la digestión. Influye a la glándula suprarrenal y al páncreas, generando inteligencia, poder, control y libertad. En la práctica de yoga, los asanas con torsiones balancean este círculo.

- **Anahata chakra** *Anahata*: sonido infinito, ilimitado
  Color: azul claro. .
  Símbolo: loto de doce pétalos.
  Animal: antílope.
  Elemento: aire.
  Mantra: *Yam*.

Es el chakra del corazón. Se localiza en el centro del pecho. Está relacionado con el timo, un órgano del sistema inmunológico. El *bhakti* o amor devocional se manifiesta aquí. Es el chakra de los compositores y los poetas. Se cree que este centro, cuando es puro, tiene la facultad de cumplir deseos. Se asocia a los pulmones y cobija un amplio espectro de las emociones humanas (amor incondicional, compasión, amabilidad, bondad). Los asanas con arcos favorecen el balance de este chakra, asó como algunos ejercicios de respiración.

- **Vishuddhi chakra** *Visha*: impurezas, veneno. *Shuddhi*: purificador
  Color: violeta.
  Símbolo: loto de 16 pétalos.
  Animal: elefante blanco.
  Elemento: el espacio.
  Mantra: *Ham*.

Es el centro o fuente del sonido. El chakra de la garganta está a la altura de la glándula tiroides, que regula el metabolismo, el habla, la expresión y el crecimiento. En la práctica de yoga, cualquier asana que presione el candado de la garganta (Jalandhara Bandha) es benéfica para este chakra. La limpieza del cuerpo comienza aquí, a través de la respiración. Asimismo, la purificación no es sólo física, también mental. Muchas experiencias que hemos "tragado" o reprimido han pasado por aquí.

Al equilibrar este chakra, es posible afinar la voz, facilitar el talento, la habilidad, el canto y la elocuencia; además, produce una enorme sensación de felicidad y libertad.

- **Agya Chakra:** *Agya*: sabiduría, conocimiento
Símbolo: loto de dos pétalos.
Elemento: mente.
Mantra: *Om.*
Muchos lo llaman "tercer ojo". Se localiza en el entrecejo, paralelo a la división de los hemisferios cerebrales. Es el punto de transición entre la espina dorsal y el cerebro. Sirve de entrada hacia lo divino. Está relacionado con las glándulas pituitaria y pineal, que son sensibles a la luz y producen la hormona melatonina, reguladora del sueño. Se cree que ahí se unen cuerpo y mente y es el punto donde convergen los *nadis* más importantes. Agya es el chakra de la luz, el tiempo y la conciencia.

El dios Shiva utilizó la energía de su tercer ojo a manera de rayo para calcinar a los demonios de la ignorancia y revelar la realidad. Quien abre este chakra puede vivir en tres tiempos a la vez: presente, pasado y futuro. En Agya se da el despertar de la serpiente Kundalini, y con su ayuda posible despertar la clarividencia, la telepatía y la intuición.

Para activar este chakra con la práctica del yoga se realizan ejercicios respiratorios por la nariz, se cantan mantras (*toeh toeh*) y se realizan ejercicios de meditación enfocados en el tercer ojo.

Los dos pétalos que simbolizan este chakra representan a su vez dos sílabas: *gu* (oscuridad, ignorancia) y *ru* (luz, conocimiento); juntas forman la palabra *gurú* (maestro), por eso este chakra es llamado Guru Chakra.

- **Bindu Chakra:** *Bindu*: punto, gota
Símbolo: loto de 23 pétalos.
Elemento: luna.
Mantra: *Amritam.*
Se cree que este chakra es la fuente de la eterna juventud. Está ubicado en la parte trasera del cráneo, entre los huesos occipital y parietal. Rige a la glándula pineal. Su actividad mejora el flujo del preciado "néctar de los dioses", Amrita (en sánscrito: "sin muerte").

Bindu es poco mencionado en los textos de yoga; en él se concentra la salud, el poder de rejuvenecer y de sanar. El libro *Hatha Yoga Pradipika* describe una técnica yogui llamada Kechari Mudra, para atrapar el preciado Amrita; este método es en realidad una postura de yoga, en donde la lengua se extiende.

- **Sahasrara Chakra:** *Sahasrara*: miles, infinito
  Símbolo: loto de mil pétalos.
  Elemento: sol.
  Mantra: *Om.*

Está localizado en la coronilla, la parte más alta de la cabeza. Su energía, Medha Shakti, incide en la inteligencia, la memoria y la concentración. Se le conoce como el loto de los mil pétalos, loto Brahmrandhra ("puerta de Brahma") u Origen de luz. La fuerza de todos los canales energéticos se concentra en este chakra, pues es el asiento del ser supremo: Shiva.

El despertar de este centro es el despertar de la conciencia y la iluminación[7]. Este chakra controla a los demás. Está conectado al sistema nervioso central vía el hipotálamo. El yoga activa y fortalece la energía Medha Shakti de este punto a través de las posturas que invierten el cuerpo.

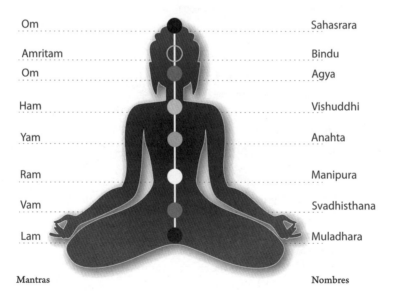

Mantras		Nombres
Om	Sahasrara	
Amritam	Bindu	
Om	Agya	
Ham	Vishuddhi	
Yam	Anahta	
Ram	Manipura	
Vam	Svadhisthana	
Lam	Muladhara	

7 Existe un debate sobre cuál es la puerta a la iluminación, Agya o Sahasrara.

Siddhis

Son 23 poderes sobrenaturales, de los cuales 16 se pueden adquirir con la práctica de yoga. Por ejemplo, la encarnación de una deidad adquiere todas estas cualidades desde su nacimiento, incluyendo la habilidad de resucitar a los muertos.

Estos Siddhis son promesas fabulosas para los practicantes de yoga y meditación. Entonces, si transformar el cuerpo y la mente no son gancho suficiente para atraer a alguien, las siguientes dotes son un aliciente extraordinario.

1. Anima: reducir de tamaño, hacerse pequeño como un átomo.
2. Mahima: expandir el cuerpo hasta transformarse en un gigante.
3. Garhima: volverse muy pesado.
4. Laghima: volverse muy ligero.
5. Prapti: atravesar paredes.
6. Prakamya: cumplir los deseos.
7. Istva: ser adorado.
8. Vastva: poder sojuzgar a todos.
9. Tri kala Jnatvam: saber el pasado y el futuro.
10. Advandvam: capacidad de tolerar el frío y el calor.
11. Para citta adi abhijnata: leer la mente.
12. Agni arka ambu via adinam pratistambhah: inmunidad al veneno y al fuego.
13. Aparajayah: inconquistable por otros.
14. Anurmi-Mattvam: sin hambre ni sed.
15. Dura-sravana; súper oído.
16. Dura-darsanam: súper visión.
17. Manah-javah: teletransportación.
18. Kama-rupam: asumir cualquier forma.
19. Para-Kaya pravesanam: entrar al cuerpo de otros.
20. Sva-chanda mrtyuh: morir cuando uno quiera.
21. Devanam saha krida audarsanam: convivir con los dioses.
22. Yatha sankalpa samsiddhih: cumplir a la perfección lo que uno se propone.
23. Ajna apratihata gatih: ordenar y mandar.

Mudra

#MudrasLuvaOm

En la práctica de yoga un mudra (sello) tiene la intención de evitar que el Prana se fugue del cuerpo. Generalmente se realizan en combinación con algún asana mientras se realiza alguna práctica de Pranayama o respiratoria, y casi siempre contrayendo algún candado corporal. Los distintos tipos de mudras son:

- **Hasta mudra o de las manos:** se realizan con los dedos y son muy representativos del yoga. Se utilizan también en las danzas tradicionales hindúes. Ayudan a la meditar y curan. Algunos de los mudras más representativos de este tipo son el Anjali mudra (manos en posición de plegaria), Dhyana mudra y Yoni mudra.
- **Mana mudra o de la cabeza:** consiste en direccionar los ojos hacia ciertos puntos y utilizar la lengua, en combinación con posturas y técnicas de respiración. Estos sellos tienen mucho énfasis en la práctica Kundalini, pero se utilizan en todo el mundo del yoga. Los más representativos son Khechari mudra, Shambhavi mudra, Bhoochari mudra.
- **Kaya mudra:** asanas y gestos combinados. Algunos son Prana mudra, Yoga mudra y Maduki mudra.
- **Bandha:** son sellos muy especiales y poderosos desde el punto de vista del Prana. Consisten en presionar y contraer glándulas. Hay tres, Muhla, Jahhlandhara y Uddiyana.
- **Adhara:** se enfocan en la zona perineal; involucran asanas que presionan esta región del cuerpo combinados con bandhas.

Kirtan

El amor es la medicina más poderosa

Anónimo

Dentro del yoga devocional, que consiste en recitar mantras y sentir fervor religioso, existe la práctica del Kirtan. Ésta incluye cantar, contar historias, recitar poesía y bailar con amor y misticismo. Es una manera hermosa que encierra varias formas de expresión artística. La música en un Kirtan se ha tocado durante siglos con instrumentos tradicionales de India, como el harmonio, o tambores, como el mrdanga y el pakhawaj. Con la difusión del yoga por el mundo, muchos practicantes han sumado a esta tradición instrumentos, idiomas y ritmos de otras culturas. Para cantar en un Kirtan no hay reglas, sólo se necesita devoción y sentimiento.

Paramahansa Yogananda llevó en 1926 el Kirtan a los Estados Unidos. Durante una conferencia histórica en el Carnegie Hall, puso a cantar durante casi una hora y media a tres mil personas de la audiencia.

George Harrison, el *beatle*, fue quizá el pionero más influyente del Kirtan en la cultura *pop* del planeta. Él fue inspirado por varios mantras hindúes, y utilizó, compuso y grabó música devocional.

En Norteamérica y Europa, la práctica del Kirtan ha mutado en varios festivales como el Holi Fest, Hanuman Fest, Ahimsa Fest, Bhakti Fest y Wanderlust (fundado en 2009 en California y ahora difundido por varios lugares, incluidos Australia y Hawái) que reúnen audiencias masivas de practicantes de yoguis que cantan, bailan y hacen yoga durante un fin de semana. La atmósfera de este tipo de festivales es una mezcla de concierto de rock con vibras de nostalgia de la era *hippie*, y donde el pretexto de reunión es el yoga.

Como sucede con el arte, actualmente hay muchos músicos que exploran la manifestación del Kirtan con su estilo personal. Algunos de los representantes más populares en el mundo occidental son: Deva Premal, Jai Uttal, Krishna Das (llamado el *rockstar* del yoga en los Grammy), MC Yogi (@MCyogi), Wah!, Snatam Kaur, Dave Stringer, Ziggy Marley, DJ Drez (@DJDrez), Bhagavan Das, Shantala, etc.

Sexo y yoga
(miel y fuego)

La sexualidad es el punto de partida de nuestra
cultura, aun así, es un tema resuelto por muy pocos

El encuentro de los sexos es el terreno en el que
naturaleza y cultura se enfrentaron por primera vez

Lévi-Strauss

EL YOGA ES UN CAMINO ESPIRITUAL, Y SI SE ASPIRA A ALCANZAR el objetivo final, el Samadhi o iluminación, existe una guía precisa de comportamiento en el Ashtanga. El tema del sexo tiene varias ópticas, y es estructurado de diferentes maneras. En los *Yoga Sutras,* Patanjali explica que quienes sigan el Brahamacharya (celibato, o conducta impecable) adquirirán vitalidad. Siendo realistas y mundanos, la mayoría de los humanos en esta era digital consideramos que equilibrar el tema sexual en nuestras vidas es muy saludable.

Hoy aceptamos cualquier forma de amar que sea consensuada y entre adultos. Es casi una característica de esta era respetar la forma de ejercer la sexualidad que cada persona decida. Así lo entienden también las nuevas generaciones de maestros. Hombres y mujeres, sin importar su estado civil o inclinación sexual, todos son bienvenidos en el yoga.

Los yoguis más tradicionales (brahmanes) tienen una manera disciplinada para aproximarse al sexo. El gran Guruji Patthabbi Jois, entendió que el Brachmacharya, control sexual, es muy difícil de entender para la mente occidental, y explicó que había reglas muy estrictas de comportamiento. Alguien nacido en India, en la casta sacerdotal, tiene arraigadas en su cultura normas para practicar el sexo. Guruji, en su libro *Yoga Mala*, describe brevemente una manera muy complicada en la etiqueta correcta para ejercer esta actividad humana. Según él, el coito debe practicarse exclusivamente por la noche, cuando ambas partes estén respirando por la fosa nasal izquierda (*chandra nadi*), y sólo durante el intervalo entre los días 4 y 16 del ciclo menstrual de la mujer. Las consecuencias de no respetar esta norma resultarán en un acto infructífero, y ocasionarán la pérdida de vitalidad. El comportamiento sexual que este maestro concibe solamente es entre una pareja casada. Para cualquier mente occidental relativamente liberal, esta receta es complicada y confusa.

Por otro lado, en uno de los libros más importantes sobre conocimiento yogui, el *Hatha Yoga Pradipka*, se explica que hay varias posturas recomendadas para las prácticas sexuales, pero son consejos con la intención de lograr que la energía se recicle e impedir que se fugue del cuerpo. El texto no pretende ser un manual erótico, simplemente resume la manera en la que puede realizarse un intercambio sin perder fluidos ni energía (sudor, semen, orina). Este libro está lleno de alusiones explícitas a partes del cuerpo, como el ano, escroto, pene, perineo y vagina; sin embargo, lejos de tener un contenido sensual, intenta describir anatómicamente cómo realizar el ejercicio correcto de algunos asanas.

El sexo descrito en el *Hatha Yoga Pradipka* es un instructivo para realizar Vajroli Mudras (posturas corporales cuyo objetivo es retener energía) durante la cópula, donde esa fuerza vital se recicle. El escrito considera tanto la sexualidad femenina como la masculina, y explica que quienes ejecuten de forma correcta estás teorías obtendrán perfección física, belleza y gracia. También incrementarán su energía sattvica y podrán aspirar a la liberación o iluminación.

En la década de los años setenta la moda y fascinación por lo alternativo hizo que en Estados Unidos se experimentara y mezclara la filosofía, las drogas, el yoga y el sexo. Esto dio origen a la exploración del efecto Kundalini, es decir, una sensación espontánea (inducida voluntaria o involuntariamente) asociada con un éxtasis sensorial. A veces se le compara con un orgasmo intensísimo, aunque otros aseguran que es un arrobamiento espiritual.

El orgasmo es considerado como un portal hacia lo divino, donde la experiencia sexual es el transporte. Hay muchas versiones del fenómeno Kundalini, incluso se ha confundido con locura, o se ha asociado a la creatividad. Uno de sus primeros estudiosos fue Carl Jung, quien opinó que la experiencia es peligrosa para la mente.

Todos los que practicamos yoga sabemos que nuestra sexualidad se fortalece, es una verdad poco comprobada científicamente, pero la experiencia de miles de yoguis la sustenta.

Uno de los estudios académicos probatorios de que el yoga mejora increíblemente la vida sexual, se hizo en India en los años setenta. Katil Udupa, médico de la Banaras Hindu University, enfermó y fue diagnosticado con neurosis cardiaca. Comenzó a practicar yoga y, ante su notable mejoría, planteó la tesis de que las hormonas que provocan el estrés se reducen ante la presencia de hormonas sexuales. Puso a prueba su hipótesis estudiando a una docena de hombres (23 años promedio, mitad casados, mitad solteros). Los voluntarios practicaron yoga rigurosamente durante seis meses. Se les tomaron muestras de orina al principio y al final del experimento. Se descubrió que los niveles de testosterona aumentaron en un 57%.

El equipo de Udupa sugirió que el yoga podía revitalizar las glándulas endócrinas (*Stress and It's Management by Yoga*, 1978). Los estudios de Udupa no tuvieron eco en la comunidad internacional porque se hicieron en la lejana India; sin embargo los practicantes de este estilo de vida en todo el mundo sentimos los efectos de la testosterona como ingrediente clave en el elixir yóguico que nos hace sentir tan bien. Además de revitalizar la sexualidad, la hormona agudiza la mente, incrementa la memoria, mejora las funciones espaciales y optimiza nuestra habilidad para relacionarnos socialmente. En las mujeres, hace que el deseo, el placer y el erotismo aumenten.

Es interesante que la ciencia y la investigación realizaran estudios y experimentos, que pudieran demostrar en el laboratorio lo que sentimos en el *mat*, la experiencia transformadora del yoga. Seguramente esfuerzos académicos ya se están gestando en varias partes del planeta.

En Occidente, en esta era digital, el sexo es un tema gigante. La libertad sexual consensuada y responsable es el discurso dominante en las ciudades con mayor número de adeptos al yoga. De hecho practicar esta disciplina es considerado "sexi" y, por supuesto, lo es. Cuerpos hermosos y saludables en posturas que despiertan la imaginación del más recatado; sudor, piel y poses que exponen a través de los *yoga pants* los genitales y los glúteos, son parte de un afrodisiaco irresistible para el practicante promedio. Al final somos *Homo ludens, Homo sexualis,* y nuestra especie sobrevive porque sentimos deseo todos los días.

El yoga es en esta era, sin quererlo, una herramienta para explorar, profundizar y disfrutar de la sexualidad. Hace a los humanos sexis y deseables. Al transformar y embellecer nuestro cuerpo encontramos un universo de sensualidad diferente. La ropa comienza a estorbarnos y cada día tendemos a usar menos. Toda la personalidad se desinhibe, el contacto con otros cuerpos se vuelve normal. Una parte enorme del atractivo de hacer yoga recae en el imán sexual que representa ver y compartir un espacio con gente saludable y hermosa. Al poco tiempo notaremos que somos más flexibles y atractivos, y esto inevitablemente despierta todo tipo de reflexiones y acciones.

Hay practicantes muy avanzados que se han hecho fotografías haciendo yoga desnudos. El resultado puede ser hermoso desde el punto de vista erótico y estético. Como el propósito de esta disciplina es tranquilizar la mente, ver un cuerpo perfecto desnudo, contorsionado en un asana, se considera una actividad para después de la práctica.

Muchos declaran que su vida sexual se ha visto beneficiada con el yoga. Esta afirmación abarca desde la calidad de los orgasmos, el entendimiento íntimo, la confianza, el control y fuerza de las zonas erógenas.

Más allá de las afirmaciones de los practicantes, estudios serios demuestran que el nivel de testosterona es casi el doble en la gente que practica yoga con regularidad. Explicar la complejidad del tema sexo y yoga, ameritaría un libro completo. El sexo mueve al mundo, de una forma u otra. La práctica formal del yoga rejuvenece el cuerpo junto con sus deseos. Y aun si uno se ejercita de una manera *light* y no pretende iluminarse, se pueden descubrir aquí nuevos paraísos.

El yoga descubre en nuestro cuerpo puntos de dolor y placer, sentimos la piel y descubrimos músculos que jamás pensamos que moveríamos. La experiencia de entrar en un asana al principio puede ser dolorosa y aterradora, pero con la constancia se vuelve primero normal y luego placentera. En más de cien ejemplos lo que causa dolor en el yoga se convierte en placer.

Esta disciplina ha embellecido mi cuerpo y lo ha dotado de músculos potentes. Tengo un gran control sobre mi suelo pélvico, el abdomen y las piernas. El control sobre mi Muhla Banda (candado raíz) me ha permitido tener más y mejores orgasmos. Mi piel también se ha sensibilizado. Todo estos beneficios se suman a los infinitos regalos de esta disciplina. No practico yoga durante los ciclos menstruales, porque resulta incomodo y doloroso, además, según la tradición, está contra-indicado.

Yoga en
la era digital

Antes de la comunicación electrónica la difusión de la práctica del yoga avanzaba lentamente. En la década de los años noventa algunos adeptos occidentales hicieron algunas publicaciones muy serias sobre el tema, y así comenzó la expansión correcta de la disciplina.

Las redes sociales difunden y elevan el nivel todos los días. A diario yoguis alrededor del mundo alimentan los espacios virtuales con imágenes, sugerencias, datos y tips. La flama del yoga enciende minuto a minuto miles de nuevas velas. YouTube, principalmente, conecta a todos los yoguis, asegurando para siempre que la tradición se mantenga intacta. Otras redes sociales como Instagram, Twitter y Facebook, incrementan la experiencia, nos ponen en contacto con los maestros, inspiran y a veces también mal informan.

¿Dónde debemos trazar la línea que divide a los buenos maestros de los malos? Es complicado, porque el mundo, la historia y el universo virtual están plagados de falsos gurús. Un buen maestro en el yoga físico demuestra su práctica con posturas corporales, pero además le integra todo su bagaje cultural. El ejemplo de un excelente maestro es Kino MacGregor, quien llena sus redes sociales de posturas asombrosas y siempre incluye una nota donde explica el nombre en sánscrito del asana, sus beneficios, su valor terapéutico y alguna opción para principiantes.

Un buen gurú predica con el ejemplo. Un *tip* para descubrir las cualidades de un mentor es preguntarle: ¿Quién es tu maestro? Si es capaz de responder con el nombre de algún yogui de prestigio, quien a su vez haya sido alumno de uno de los grandes expertos, entonces estaremos en el camino adecuado.

Si me preguntaran, "¿Quién es tu maestro?", hoy respondería que, a pesar de haber practicado con grande hombres y mujeres, aún estoy buscando. Soy maestra certificada de yoga, pero eso no me convierte, ni a mí ni a nadie, en un buen gurú. Es más, la tradición desconoce esas certificaciones expedidas por la Yoga Alliance. Se dice que para ser un buen maestro, uno debe experimentar varias vidas.

La moda del yoga ha provocado toda clase de fenómenos; ha levantado varias cejas e incluso sustentado varias mentecitas. Siempre habrá quien no entienda y no esté de acuerdo con lo que sea, o con nada.

En décadas recientes, el yoga ha despertado manifestaciones rabiosas en contra por parte de algunas religiones. Un caso llegó incluso a la corte judicial de Encinitas, California, cuando una asociación cristiana de padres de familia decidió contratar a un abogado para impedir que se impartiera yoga en las escuelas, como complemento del acondicionamiento físico. A estas personas les mortificaba, por ejemplo, que sus hijos rindieran culto al sol, con el famoso Suriya Namaskar (secuencia de varios asanas que dan inicio a varias prácticas). Otra de las preocupaciones era que sus hijos hablaran en sánscrito y usaran la palabra *namaste* como saludo. Si bien es cierto que uno puede decidir sobre su ideología, la reacción de estos padres equivale a una oposición contra las clases de Karate, por ser de procedencia japonesa y usar palabras en un idioma desconocido. Afortunadamente, el presidente Obama puso fin al debate, incorporando al yoga a su programa PALA (Presidential Active Lifestyle Award).

Varios grupos musulmanes y cristianos han atacado al yoga en sus redes sociales. Buscando información para este libro, encontré Eternal Planner, un canal de YouTube cristiano que considera al yoga "demoniaco". El adjetivo es exagerado para calificar cualquier cosa, pero cuando se trata de yoga es totalmente inexacto. Eternal Planner tiene a una "experta" en religión cristiana, que explica durante una hora los "poderes demoniacos del yoga y la adicción tan dañina que provoca a quien lo practica". Invita a los buenos cristianos a alejarse de esta disciplina porque, asegura, "honra a dioses demoniacos y paganos". Es cierto que el yoga menciona y recuerda en algunas posturas a deidades de la mitología hindú (el sentido devocional es decisión del practicante) pero, es como si uno evitara la marca Hermes porque honra al dios mensajero griego, o dejara de ver la película de *Thor* porque emula al dios nórdico. Con un discurso enardecido, esta "experta en cristianismo" habla de posturas antinaturales y asegura que hacer yoga es como labrar un pentagrama satánico en el piso; afirma que tal vez el cuerpo se sienta bien con el esfuerzo, pero es "nefasto para el alma".

Nadie está obligado a comulgar con esta práctica. Cada persona tiene su propia opinión, pero es justo subrayar que el yoga no condena, no juzga y no segrega.

En esta búsqueda por entender por qué tantos seres humanos están entusiasmados con la práctica de esta disciplina me sorprendió también aprender que hay gente muy enojada con el yoga.

La masificación de este estilo de vida ha propiciado una amplia oferta de estudios de yoga y un creciente número de practicantes.

La industria ha respondido a este fenómeno generado una abundante parafernalia: tapetes, ropa, *props*, joyería, cordones, tabiques, incienso, alimentos, guantes y un largo etcétera. Se pueden encontrar miles de productos de todos los precios en supermercados, *boutiques* o tiendas especializadas; artículos que dan estatus, que promueven la ecología o que la afectan. Hay todo tipo de cosas asociada a la práctica del yoga.

Muchos practicantes han comprado *yoga pants*, que sí, son muy cómodos, aunque no necesariamente favorecedores. Abundan las marcas de productos de yoga, algunas ideadas por especialistas y otras planeadas lejos de la experiencia. Una de las más polémicas es Lululemon; una firma canadiense que ha crecido vertiginosamente; para empezar es muy elitista, ya que los *yoga pants* más baratos cuestan alrededor de 100 dólares. Esta franquicia ha sido innovadora en el uso de telas y diseños inteligentes de alta calidad, sin embargo, toda la producción de uno de sus modelos más vendidos resultó defectuosa, y la empresa tuvo que retirar la prenda del mercado cuando un sin fin de mujeres alegaron que la tela se volvía transparente con el uso. La cuestión subió de tono cuando el dueño de la marca, Chip Wilson, dijo que a las mujeres les encantaba enseñar su cuerpo y no debían quejarse. A este comentario agregó otros en tono misógino, afirmando, por ejemplo, que Lululemon no se ve bien en todos los cuerpos.

Para practicar yoga físico sólo es necesario un espacio tranquilo, y quizás un tapete. Sin embargo, a la mayoría de la gente nos gusta la moda, y la *hippie chic* o *high tec* del yoga tiene el tino de identificarse con un ideal de salud y buena vibra.

Algunas marcas más conocidas son: Manduka, Hard Tail, Lululemon, Lily Lotus, Zella, Athleta, Prana, Mika, Gaiam, etc. En estas tiendas unos *yoga pants* pueden costar entre 12 y 200 dólares. Lo más importante es que la ropa permita el movimiento, sea cómoda y absorba eficientemente el sudor.

En cuanto al tapete de yoga (*mat*) todos los practicantes tienen sus preferencias; varían en grosor y tracción. Existen muy tradicionales, tejidos en India. El dios Shiva practica sobre la piel de un tigre de bengala. Los tapetes han evolucionado y hay varios materiales que proporcionan una práctica muy cómoda.

Yoga en el futuro

La sobrevivencia del yoga es una prueba de su
inmortalidad, y permanecerá inmortal siempre

BKS IYENGAR

¿DEBE EL YOGA EVOLUCIONAR O PERMANECER ESTÁTICO, PURO? Esto es en sí un debate. Según Iyengar, "El arte progresa, la ciencia progresa; el yoga es una ciencia y un arte, debe progresar." El futuro de la tradición ya ha sido asegurado por quien se mantiene fiel a los *Yoga Sutras*. Seguramente surgirán diversas escuelas, nuevos maestros, aportes que enriquezcan y también modificaciones que intenten deformarlo. Pero el nombre de Patanjali seguirá sonando, porque el poder de la palabra escrita trasciende el tiempo. El fuego de una vela ancestral ha sido capaz de encender millones. El conocimiento de la práctica del yoga se ha dispersado de manera exponencial.

En esta época la creatividad para mezclar yoga con otras disciplinas, o para inventar nuevas formas, está fuera de control. En mi opinión, es buena la fusión, siempre y cuando no se le llame yoga a nada que no tenga como fin una práctica de meditación: "Yoga es calmar los patrones de la mente".

Existen tendencias muy aventuradas, es el caso del Yoga-boxing, el cual tiene como objetivo pelear y fortalecer el cuerpo; me parece bien que adopte técnicas y asanas del yoga, pero para mi gusto podría llamarse de otra manera más precisa (Fit-boxing, Fight-boxing, Combat-asana, o como sea, menos "yoga"). Lo mismo sucede con el Rocket-Yoga, Rave-Yoga, Doga, etc. Es como si ciertas corrientes de acondicionamiento físico se colgaran de la moda del yoga, sin percatarse de lo ridículo que suena a los oídos de quienes verdaderamente practican apegados a la tradición.

El yoga no tiene dueño, tampoco está en manos de alguien decir cuál es la manera más tradicional o correcta de practicarlo. Pero si se intenta llamar yoga a algo que no lo es, es como anunciar clases de natación sin agua. Antes había boxeadores, entrenadores de perros, bailarines, *disc jockeys*... ahora todos se hacen llamar maestros de yoga).

Otro ejemplo raro de empatar al yoga con otras disciplinas, es la IYSF (International Yoga Sports Federation), que lucha porque el yoga se convierta en un deporte olímpico. Cada año esta asociación organiza un concurso de asanas y otorga medallas. El simple hecho de poner a "competir" está alejado de los principios yogui, que evitan la comparación y la confrontación. ¿Cómo se puede poner a competir a un yogui? Imposible. Muchos hacen exhibiciones de sus habilidades para atraer y entusiasmar a más personas; eso sí que es aceptable y hermoso, una manera ancestral de promover la práctica. Incluso la autoexposición, demostrando asanas complejas, puede ser muy inspiradora para muchos.

Aunque la ignorancia trate de apropiarse del yoga, aunque estudiemos yoga de gente que aprendió un poquito de alguien que sabía otro poquito, siempre habrá una contraparte que vele porque las cosas se hagan bien.

Me parece imposible que el yoga se contamine y se transforme, su permanencia en el tiempo lo demuestra. De algún modo el yoga está escrito en el cuerpo humano, como si fuera parte del ADN. El yoga es un lenguaje orgánico, celular; traducido a un idioma cultural. Creo firmemente que aunque desaparecieran todos los textos de yoga y no quedara nadie que los recordara, en la siguiente generación nacería un ser humano que reviviría la memoria celular del yoga. Tengo esta seguridad porque con la práctica los asanas surgen de manera espontánea, como si el cuerpo las supiera aun sin haberlas aprendido. Lo mismo sucede con los ocho caminos del Ashtanga, pues son principios que todos llevamos dormidos en el interior, sometidos por nuestros impulsos e instintos.

Esta sabiduría flota eterna entre las eras, su difusión masiva en la época digital ha asegurado su permanencia en el futuro de la humanidad. Hoy más que nunca vive su renacimiento. Seguramente algunos estilos recibirán aportes de otras disciplinas y mutarán hacia lo desconocido. Mientras existan los *Yoga Sutras* de Patanjali y haya humanos que practiquen según sus instrucciones, la tradición seguirá latiendo, fortaleciendo el cuerpo y calmando la mente de quienes decidan seguirlo.

Yoga en curiosidades y datos

- Cuando el científico Robert Oppenheimer, inventor de la bomba atómica, vio por primera vez la explosión que su terrible invento había provocado, declaro: "Pensé en la danza de Shakti", y citando el *Bhagavad Gita* agregó: "Más intensa que la luz de diez mil soles".
- En 1969, Swami Satchidananda tuvo que volar en helicóptero para poder asistir al festival de rock Woodstock. Las carreteras de acceso al concierto estaban totalmente congestionadas. La idea de un yogui en un festival de rock masivo fue un gran contrapeso al contexto histórico de la guerra de Vietnam y sembró en la cultura norteamericana la semilla del yoga.
- Se calcula que en 2001 cuatro millones de personas practicaban yoga en los Estados Unidos, cifra que para 2011 aumentó a veinte millones.
- En 2004 el gurú Iyengar fue nombrado como uno de las cien personas con mayor influencia en el mundo.
- El Mantra Asatoma Sadgamaya forma parte del *soundtrack* de la película *Matrix*. Este dato es una pista elegante, para evidenciar que la cinta tiene muchos conceptos de inspiración hinduista.
- En 2004 se desveló una estatua del dios hindú Shiva en el CERN (Conseil Européen pour la Recherche Nucléaire), en Ginebra, Suiza. Shiva, con su danza cósmica, baila triunfando sobre la ignorancia del mismo modo que el súper acelerador de partículas, creando y destruyendo, explicando con su danza subatómica el origen del universo. Este súper acelerador de partículas es la máquina más grande creada por el hombre. Es el experimento más costoso y un esfuerzo científico de dimensiones universales. Se trata de un

circuito que mide 27 km de circunferencia, donde con ayuda de muchos súper imanes, se precipitan casi a velocidad de la luz partículas subatómicas llamadas hadrones, y se hacen chocar entre ellas. En el circuito hay condiciones de ultravacío que imitan las condiciones del origen del universo. Los imanes se calientan tanto que tienen que enfriarse con hidrógeno a -271.3 °C, más helado que el espacio exterior. El gran colisionador de partículas sirve para demostrar que lo pequeño, explica lo grande, una ecuación que también mencionan los Vedas: Atom igual a Brahma. En 2012 el gran acelerador demostró la existencia de la partícula de Higgs: "En las partículas más pequeñas se puede explicar el universo".

- El *New York Times* publicó cientos de artículos sobre yoga, hasta que en 2010 tuvo que incluir en sus páginas una columna especial llamada *Strech*.

- En 2013, luego de la negativa de varias escuelas de norteamericanas para impartir yoga como complemento al acondicionamiento físico, alegando que promovía la religión hindú, el presidente de aquel país, Barack Obama se pronunció diciendo que "el yoga se ha convertido en un ejercicio espiritual en Estados Unidos, cruzando muchas líneas religiosas y culturales... Cada día millones de personas la practican para mejorar su salud y bienestar. Por eso estamos promoviendo que todos participen en PALA (Presidential Active Lifestyle Award). Demuestra tu apoyo al yoga y acepta el reto".

- El yoga está incluido en la campaña Lets Move, de Michelle Obama, para reducir la obesidad en los niños.

- "El yoga hace cosas al cuerpo humano, que desafían a la imaginación", comentó Fidel Castro para el periódico *Granma*. La importancia de esta declaración, consiste en que un líder ateo de un régimen comunista, acepta al yoga como disciplina física.

- "Nunca me estiraba. Ahora siento que puedo ser mejor cuando extiendo mi cuerpo. Pase 5 años pensando en hacer yoga, hasta que por fin me decidí", afirma el campeón de boxeo Floyd Mayweather Jr., revelando así su arma secreta: el yoga.

- Durante el funeral de Steve Jobs, uno de los personaje más influyentes de este siglo y fundador de Apple, se repartieron ejemplares del libro *Autobiografía de un yogui*, de Paramahansa Yogananda.

- El 11 de diciembre de 2014 los 193 miembros de la Asamblea General de Naciones Unidas, aprobaron, por unanimidad, que el 21 de junio sería el Día Internacional del Yoga.

- Yoda y yoga. Hay todo una subcultura que afirma que George Lucas basó gran parte de *Star Wars* en la filosofía hinduista. Muchas historias en esta saga, e incluso los nombres de algunos personajes podrían ser un reflejo de narraciones épicas en los *Vedas*. También las enseñanzas del maestro Yoda a su discípulo Luke Skywalker parecen diálogos entre Krishna y Arjuna, en el relato épico *Bhagavad Gita*. De ser cierta esta teoría, la filosofía hinduista ha inspirado un relato intergaláctico que ha hecho soñar a millones.
- Algunas de las celebridades que han declarado ser practicantes de yoga son: Dr. Oz, Deepak Chopra, Lady Gaga, Madonna, Gwthney Paltrow, Robert Downey Jr., Floyd Maywether, Christy Turlinghton, Sting, etc.
- 28 millones de norteamericanos practicaron yoga en 2014.
- Las cifras indican que por cada varón que practica yoga, hay cuatro mujeres que lo hacen. Esto sucede a pesar de que hasta el siglo pasado fue una disciplina exclusiva de hombres.
- El área geográfica que comprende San Francisco, Oakland y San José es la región del mundo donde más estudios y fanáticos de yoga hay. 60% de la población lo practica. No es de extrañar que el aeropuerto internacional de San Francisco fuera el primero en ofrecer un salón de yoga a los viajeros.

Frases de yoga
#YogaEnFrasesLuvaOm

Los aforismos encierran un magnífico significado lleno de enseñanza. A veces ayudan a entender un conocimiento trascendental, otras sólo hacen reír. Lo importante es que las frases son fáciles de recordar y condensan conceptos que de otra manera sería complicado asimilar. En yoga muchas citas me han inspirado, me han hecho entender cuestiones profundas, o simplemente me hacen suspirar. Es fascinante cómo muchos pensadores, artistas o personas desconocidas han tenido una línea de pensamiento que empata perfectamente con la filosofía yogui; uno de mis favoritos es Martin Luther King Jr.

SK Pathabbi Jois:
- El cuerpo no es poco flexible, la mente sí.
- Sin café no hay Prana.
- 99% práctica, 1% teoría.
- Practica y todo vendrá.

Citas anónimas:
- El yoga es el camino desde ti, hacia ti y a través de ti.
- El verdadero gurú está dentro de ti.
- Sólo se necesita una flama para encender un millón de velas.

BKS Iyengar:
- El cerebro es la parte más difícil de acostumbrar a los asanas.
- El cuerpo es un arco, el asana una flecha y el alma es el blanco.
- El yoga es como la música: el ritmo es el cuerpo, la melodía la mente y la armonía del ser crea la sinfonía de la vida.
- Yoga es una luz, que una vez encendida, jamás se apagará. Entre mejor practiques, más intensa será esa luz.
- El yoga es un espejo para mirarnos a nosotros mismos desde nuestro interior.

Martin Luther King:
- Si no puedes volar, corre. Si no puedes correr, camina. Si no puedes caminar, arrástrate. Pero hagas lo que hagas, continúa adelante.
- La pregunta más importante en la vida es: ¿qué es lo que haces por los demás?
- He decidido quedarme con el amor. El odio es una carga muy grande para soportar.
- La paz no es solamente el objetivo que buscamos, es también el camino por el que llegaremos.
- El amor es la única fuerza capaz de transformar un enemigo en amigo.
- La oscuridad no puede sacarnos de la oscuridad, sólo la luz puede. El odio no puede sacarnos del odio, sólo el amor puede.

Dalai Lama:
- La mente es como un paracaídas, funciona mejor cuando se abre.
- Mi religión es muy simple. No se necesitan templos, ni filosofías

complicadas. El cerebro y el corazón son mi templo. Mi filosofía es la bondad.
- Al hablar sólo estás repitiendo lo que ya sabes. Escucha y aprenderás.

Buda:
- Domina tu mente, o ella te dominará.
- Nadie nos puede salvar, sólo nosotros mismos. Nadie puede y nadie lo hará. Sólo nosotros debemos avanzar por el camino correcto.
- Tres cosas no se pueden ocultar: la luna, el sol y la verdad.
- La mente es todo. En lo que piensas te conviertes.
- Es un deber mantener el cuerpo sano, sólo así mantendremos la mente fuerte y clara.
- Mil velas pueden encenderse con una sola, y no por eso se acorta su vida. La felicidad no se acorta al compartirse.

Gandhi:
- Mi vida es mi mensaje.
- El débil nunca perdona. El perdón es un atributo de los fuertes.
- Vive como si te fueras a morir mañana. Aprende como si fueras a vivir por siempre.
- Sé el cambio que desees ver en el mundo.

Yogi Bhajan:
- Si quieres aprender, lee. Si quieres entender, escribe. Si quieres ser maestro en algo, enseña.
- La actitud de gratitud es el yoga más alto.
- La mente está por encima del tiempo y espacio.

Sadh Gurú:
- La vida es un sueño, pero el sueño es real.

Bob Harper:
- Uno es tan joven como su espina dorsal.

Nisargadatta Maharaj
- La sabiduría me dice: no somos nada. El amor me dice: somos todo. Mi vida flota entre ambos.

Leyendas del yoga

Leyenda de Shiva Nataranja

P ARA EL HINDUISMO, SHIVA ES EL DIOS MÁS PODEROSO DE TODOS, es el *todo* y tiene miles de nombres. En su faceta de yogui se le representa como Shiva Nataranja (*nata*, baile; *raja*, rey). En esta advocación se le representa con cuatro manos y con su pie izquierdo elegantemente levantado; con el pie derecho aplasta a Apasmara Purusha, la personificación de la ilusión e ignorancia. Su mano izquierda superior sujeta una flama, la de abajo señala a un duende. Con la mano derecha superior sostiene un tambor *hourglass*, y con la de abajo indica: "No temas".

Shiva Nataranja baila enmarcado por un arco de flamas que simbolizan los interminables ciclos de reencarnación. Sobre su cabeza reposa un cráneo como muestra de que Shiva ha conquistado a la muerte. En su peinado está representado el sagrado río Ganges. Su tercer ojo es la muestra de su total dominio del yoga y la omnisciencia. Shiva baila sobre un pedestal con forma de loto, el icono de las fuerzas creadoras del universo. Según la mitología, cuando el dios baila, crea y destruye la energía eterna en una danza cósmica eterna.

En yoga se rinde homenaje a Nataranja con la postura Nataranjasana (#NataranjasanaLuvaOm).

El fabuloso dios mono Hanuman

Hanuman es la encarnación del poderoso dios Shiva en mono. Él protagoniza muchas leyendas del hinduismo y posee muchos atributos que se asocian a los grandes yoguis. Hanuman nació para combatir en la tierra a los demonios, pues desde pequeño demostró tener una fuerza sorprendente y poderes increíbles. En una ocasión Hanuman, de niño, saltó al espacio exterior para tratar de comerse al sol, pues pensó que era una deliciosa fruta; la tierra quedó a oscuras, así que el dios Indra golpeó al mono en la quijada (*hanu* es quijada en sánscrito) para obligarlo a escupir el sol y lo dejo inconsciente. El padre Hanuman, el dios del viento Pawan o Vaju, enojadísimo, dejó de soplar, y todos los seres vivos comenzaron a asfixiarse. Indra fue con Brahma a pedirle consejo. Brahma sugirió que a manera de disculpa todos los dioses le regalaran a Hanuman algunos poderes.

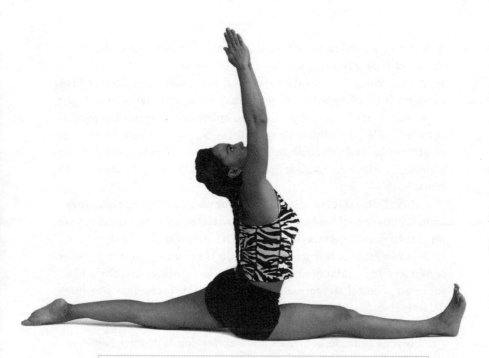

Hanumanasana: es la postura que rinde honor al dios mono Hanuman; representa el paso gigante con el que esta deidad llegó de India a Sri Lanka

Lo que caracteriza a Hanuman como un gran yogui es la inmensa devoción que le demuestra a Rama y Sita, ya que en una ocasión desgarró su propio pecho para demostrar que una imagen de ellos vivía en su corazón. Hanuman fue célibe toda su vida, honrando así uno de los cinco principios del primer camino del yoga: Yama. Él tenía la capacidad de expandir o reducir su cuerpo a voluntad, uno de los poderes que según los *Yoga Sutras* se pueden obtener con la práctica del yoga.

Hanuman cultivaba el Jnana Yoga, pues poseía una gran erudición y meditaba. Muchos deportistas, sobre todo luchadores, simpatizan con Hanuman, un dios fuerte, piadoso, culto, devoto y sin ego. Además Hanuman es inevitablemente el gran yogui de los yoguis, porque es la encarnación de Shiva.

En yoga se recuerda a Hanuman con la postura Hanumanasana (#HanumanasanaLuvaOm).

Leyenda de Virabhandra

El dios Shiva y la princesa Sati (Uma Parvati) se casaron contra la voluntad del rey Daksha, quien despreció a su hija, pues quería para ella a un príncipe terrenal que no gastara su tiempo en meditar y bailar como Shiva. En una ocasión, durante el festejo religioso de Yagna, el rey omitió invitar a su hija. Sati se presentó en la fiesta y Daksha se dedicó a humillarla frente a todos los invitados. Tristísima, la princesa anunció a su padre que ya no quería su cuerpo humano porque él se lo había dado.

Sati comenzó a meditar y a hacer yoga, avivando su fuego interior hasta que estalló en llamas. Cuando Shiva escuchó la noticia, primero entristeció y después, lleno de cólera arrancó uno de sus rizos y lo arrojó a la tierra. De ese mechón de cabello nació Virabhandra (*vira*, guerreo y *bhandra*, amigo), quien mató a todos los asistentes a la fiesta, decapitó al rey y bebió su sangre. Cuando la ira de Shiva se aplacó, absorbió con su cuerpo al guerrero. Una vez en calma, el dios se llenó de compasión, le puso a su suegro una cabeza de cabra y lo revivió. El rey, agradecido y apenado, dedicó el resto de su vida a honrar a Shiva, nombrándolo "el amable y benevolente".

Shiva recogió el cuerpo de su esposa y se marchó a meditar en soledad. A Virabhandra, se le recuerda en yoga con la pose del guerrero o Virabhandrasana, de la que hay tres variaciones; una representa a Virabhandra con la espada hacia el cielo, otra es la postura con la que supuestamente tomó de los cabellos al rey Daksha, y la tercera representa al guerrero presentando ante Shiva la cabeza cortada (#VirabhandrasanaLuvaOm).

Cómo Shiva se volvió azul y por qué es tan importante Jalandhara Bandha

Los *devas* o dioses, y los *asuras* o demonios, querían poseer el Amrita o néctar de la inmortalidad que se encontraba escondido en las profundidades del océano. Para batir los mares utilizaron como agitador al monte Mandara, y como cuerda a la serpiente Vasuki. Los dioses sostuvieron la cabeza de la serpiente y los demonios la cola. Varios tesoros emergieron a la superficie, entre ellos una vasija de oro con el deseado Amrita; pero la serpiente, enfurecida por haber sido usada para agitar los mares, soltó un veneno capaz de destruir la tierra. Los dioses se apresuraron a contener la ponzoña en una vasija y le pidieron ayuda al poderoso Shiva para desechar permanentemente el veneno.

Shiva, el más poderoso de los dioses y quien jamás niega nada a nadie, bebió el veneno hasta la última gota. El líquido se alojó en Vishuddhi, el chakra de la garganta, y se purificó gracias a las técnicas de yoga, activando la Ujjayi Pranayama o respiración de fuego, y presionando el candado corporal Jalandhara Bandha, que se encuentra en la garganta y que se activa en yoga pegando la barbilla al pecho. Como el veneno era azul, la piel de Shiva se tiñó de ese color y el dios adquirió un nombre más: Nilakantha, aquel que tiene la garganta azul.

Alimentación + yoga

Lo que como, soy...

Anónimo

Que la comida sea la medicina, y la medicina comida

Hipócrates

Los buenos hábitos son igual de adictivos que los
malos: pero el placer que provocan dura mucho más

Luva Om

La comida del yogui

LOS YOGUIS HINDÚES SON POR LO GENERAL LACTO VEGETARIA-
nos. La razón por la que no consumen animales se sustenta en
creencias religiosas del hinduismo y en el primer camino del yoga: no
violencia. Eventualmente todos los practicantes tendrán conciencia de
que los animales que llegan a la mesa sufren una muerte impuesta.

A pesar de no consumir carne, los yoguis hindúes sí ingieren proteínas animales a través de yogurt, leche, huevo y kéfir (fermentado de
leche). Éstos son suficientes para fortalecer los músculos que se requieren para el yoga. Entonces no son 100% vegetarianos, tienen una dieta
equilibrada, que ha nutrido durante siglos a miles de generaciones.

Incluso dentro del hinduismo hay comunidades que consumen animales. En India existe un sistema de medicina y conocimiento de la vida llamado Ayurveda, que afirma que los alimentos se dividen en tres:

1. Saatvic: naturales que dan claridad de mente y energía.
2. Rajasic: estimulantes que si bien no benefician, tampoco perjudican.
3. Tamasic: comida que adormece.

En nuestra comunidad, con los ingredientes que tenemos al alcance, debemos llenarnos de sentido común y construir nuestra propia dieta balanceada. La regla básica es comer moderadamente y sólo cuando se tiene hambre. Siempre encontraremos un camino saludable. Si tratamos de copiar las costumbres extranjeras, nos complicaremos y elevaremos el presupuesto. "Comamos local, pensemos global".

Toda la revolución alimenticia que ha promovido la fiebre del yoga es una ventaja en varios sentidos. Comer sano promueve el consumo de productos locales, le da participación a las microempresas y productores caseros, detiene el abuso de insecticidas y crea polémicas ante el monopolio de las industrias que controlan la biotecnología. La moda gastronómica saludable está revelando el procesamiento de los insumos y enriqueciendo la cultura. Por ejemplo, la panadería, ha aceptado el reto de generar productos libres de gluten. El sabor de la comida debe responder a la calidad. El yoga no sólo es capaz de transformar a alguien en mejor persona, también lo hace con una comunidad, y si tiene ese poder, es posible mejorar a un país y al mundo.

Nutrición y estilo de vida, aliméntate como yogui

Al hacer yoga, uno comienza a transformar sus hábitos. Lo más recomendable es practicar temprano por la mañana y en ayunas. Cuando yo comencé, la idea de desmayar por hambre durante la clase era muy tangible. Entonces comía una fruta, tal vez un licuado, y listo; con el tiempo, la comida en el estómago estorba para realizar las posturas.

Además, como muchos, yo entraba con una botella de agua. Hoy, mirando hacia atrás, me parece increíble que haya dependido de tanto para atravesar por una clase que dura en promedio una hora y veinte minutos. Con un mes de disciplina, uno se percata de que un estómago vacío es lo mejor. La sed cesa cuando se practica de manera correcta: es la respiración especial la encargada de atrapar la humedad del ambiente.

En una ocasión, antes de entrar a una clase, estaba comiendo un chocolate, para tomar valor y fuerza. El maestro me miró impresionado, yo simplemente lo ignoré. Hoy me doy cuenta que el cuerpo durante la práctica no necesita energía, el yoga la produce y quita la sed, hace que los sentidos se calmen. Después el apetito despierta, y es cuando uno decide qué tipo de alimento pone en un cuerpo recién desintoxicado.

La nutrición es una ciencia compleja y los especialistas descubren cosas nuevas todos los días. Mi consejo es reducir las grasas, el azúcar y la harina de trigo. Esto deja fuera gran parte de los alimentos nocivos para el cuerpo. Es muy gratificante comer bien, sentirse bien.

Yo soy lo que como. Afortunadamente la alimentación sana siempre está a la mano, aunque parezca difícil. Esta sección es sólo con el ánimo de echar a andar la imaginación del lector y alentarlo a hacer sus propias variaciones. Si uno está acostumbrado a consumir proteína animal desde pequeño, es totalmente opcional el proceso de convertirse al vegetarianismo.

Supernutrición
#SuperAlimentosLuvaOm

Los superalimentos pertenecen a una categoría especial de insumos bajos en calorías y ricos en nutrientes esenciales y antioxidantes. La propuesta es siempre consumirlos. En todos los rincones de la tierra hay civilizaciones que se desarrollaron, pese a tener dietas muy pobres, gracias a algún supernutriente del entorno. Lo bueno de vivir en un mundo globalizado es que los tenemos a nuestro alcance. La cultura inca floreció alrededor de la quinoa; el té verde ha mantenido longevo a todo el continente asiático; el acai es el antioxidante del amazonas y el goji tibetano; las semillas de cacao en el mundo maya proporcionaban energía; la cúrcuma sanó a imperios como el persa. Semillas, algas, raíces, hojas verdes, especias, frutas y bayas; maravillas de todo el mundo, reparadores nutritivos y deliciosos. Hoy poseemos la sabiduría nutricional de todos del pasado, utilicémosla a nuestro favor.

Superalimentos
#SuperAlimentosLuvaOm

- Superfrutas: kiwi, granada roja, aguacate, mangostán, manzana, uvas, plátano, bayas rojas, limón, chiles, fresas, cerezas, coco, ajo, pimientos rojos, mangos, naranja y piña.
- Superverduras y hojas verdes: brócoli, coliflor, kale, tomate, cilantro, perejil, albahaca, espinacas y acelga.
- Supergranos: garbanzo, quinoa, frijol y alubias.
- Supersemillas: chía, semillas de calabaza (pepitas), linaza, ajonjolí y amaranto.
- Supernueces: nueces de la india, pistaches, almendras, cacao y cacahuates.
- Supergrasas: aceite de oliva, de coco, de aguacate y de nueces.
- Superalimentos fermentados: jocoque, yogurt, té kombucha, kefir, chucrut, col agria y verduras en salmuera.
- Superraíces: ginseng, cúrcuma, zanahoria, betabel, jengibre.
- Superalga: espirulina.

Los superalimentos fermentados

Estos alimentos pasan por un proceso metabólico en el que microorganismos como bacterias, hongos y levaduras transforman los azúcares y almidones, y crean ácido láctico. Este proceso hace que se incremente el nivel de vitaminas, en especial la B, las enzimas benéficas, ácidos grasos, omega-3 y varios prebióticos.

Antiguamente era muy común consumir alimentos fermentados, pero con la llegada de la pasteurización mucha gente dejó de hacerlo.

Incluirlos en la dieta evita la absorción de metales, produce micronutrientes y microfauna benéfica; también ayudan al proceso digestivo. No todos son buenos y hay que tener cuidado con los índices de azúcar y sal que contienen.

Top de superalimentos
con proteína vegetal

- **Espirulina seca:** ayuda al cuerpo a deshacerse de los metales pesados y una excelente fuente de proteína vegetal de altísima calidad. 100 gramos de ésta contienen 290 calorías, 7 gramos de grasa, 24 de carbohidratos y 57 de proteína.
- **Polen de abeja:** es uno de los superalimentos mejor balanceados. Tiene cinco veces más aminoácidos que los insumos de origen animal. Es rico también en minerales, vitaminas, enzimas, grasas y es un gran antibiótico natural. Fortalece el sistema inmunológico.

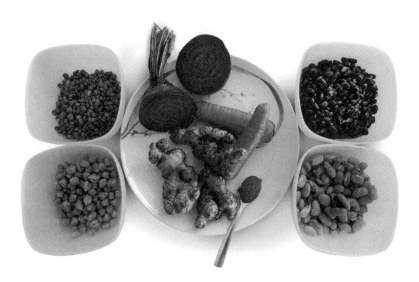

Su aporte nutricional es de 314 calorías por cada 100 gramos, 4.9 gramos de grasa, 43.5 de carbohidratos y 24.1 de proteína.

- **Semilla de hemp:** contiene omega-6, omega-3, antioxidantes, fitonutrientes y 20 aminoácidos (9 que no produce el cuerpo). Es una de las proteínas vegetales más completas; cada 100 gramos aportan 90 calorías, 3 gramos de grasa, 9 de carbohidratos y 15 de proteína.

- **Chía:** contiene todos los aminoácidos esenciales, es considerada una proteína muy completa. 100 gramos de chía contienen 486 calorías, 31 gramos de grasa, 42 gramos de carbohidratos y 17 gramos de proteína.

- **Quinoa cocida:** 100 gramos de ésta otorgan al cuerpo 120 calorías, 2 gramos de grasa, 21 de carbohidratos y 14.4 de proteína, además de magnesio, cobre, zinc, fosfatos, vitaminas B-6 y B-9.

- **Amaranto:** es uno de los alimentos más nutritivos de la naturaleza, 100 gramos contienen 371 calorías, 7 gramos de grasa, 65 de carbohidratos y 14 de proteína.

Recetario

ESTA PROPUESTA SUGIERE CONSUMIR SÓLO LOS MEJORES ALImentos, los más frescos, los más nutritivos y los más sanos.
En mi experiencia, resulta muy práctico dividir la comida en tres formas eficientes: batidos, caldos y ensaladas. Así, el número de combinaciones nutritivas es casi infinito, sólo hay que saber qué ingredientes evitar y cuáles procurar.

Superlíquidos

Hay una fiebre muy sana por consumir jugos verdes y smoothies. El mercado está repleto de procesadores y extractores de frutas y verduras; cada aparato promete ser el mejor y los precios llegan a ser elevados. Mi consejo es mantener una preparación simple, donde una licuadora promedio puede convertirse en el aliado perfecto.

Los jugos verdes son una manera muy eficiente de consumir vegetales ricos en nutrientes. La creatividad juega un papel importante. Yo licúo hojas con fruta y, a veces, en lugar de agua natural, utilizo agua de coco. Estas preparaciones cargan de energía al cuerpo y lo llenan de minerales rápidamente. Es mejor licuar los ingredientes que extraerlos.

Los superbatidos o smoothies son una forma ágil de aprovechar las propiedades de la fruta, pues se sabe que el jugo de éstas es pobre y lleno de azúcares; es mucho mejor consumirlas enteras, pero licuadas.

Los smoothies son el resultado de procesar fruta congelada con yogurt, agua, leche de almendras, coco o soya. Son una manera perfecta de tomar un refrigerio a media mañana. Yo evitaría sustituir el desayuno con una de estas preparaciones, porque siempre es mejor masticar en el primer alimento del día.

Para las siguientes recetas el procedimiento es el mismo: muele todos los ingredientes en la licuadora. Yo sugiero usar la fruta congelada o agregar hielo. Puedes utilizar agua de coco en lugar de natural.

- Smoothie 1
  1 taza de yogurt natural o leche vegetal
  ½ taza de fresas
  1 plátano
  2 cucharadas de chía

- Smoothie 2
  1 taza de yogurt natural o leche vegetal
  ½ taza de mango
  ½ taza de fresas
  2 cucharadas de chía

- Smoothie 3
  1 taza de yogurt natural o leche vegetal
  ½ taza de frutos rojos
  1 plátano
  2 cucharadas de chía

- Smoothie 4
  1 taza de yogurt natural o leche vegetal
  ½ taza de duraznos
  ½ taza de fresas

Tip: Si decides usar leche vegetal (soya, almendra, coco, arroz) siempre es mejor la versión casera o sin azúcar. Puedes complementar cada receta con algún polvo o semilla de proteína vegetal. Existen muchas opciones, a mí me gusta utilizar la proteína.

Cien gramos de yogurt contienen, aproximadamente 59 calorías, cero grasas, 3.6 gramos de carbohidratos y 10 gramos de proteína. Los alimentos fermentados como el kefir y el yogurt son considerados superalimentos, pues están llenos de prebióticos, es decir, bacterias buenas que balancean el PH del sistema digestivo. Además el yogurt es rico en proteínas.

La fruta congelada conserva la mayoría de los nutrientes que tiene al momento de ser cosechada, se puede almacenar así por varios meses y le da a los batidos una textura y temperatura muy agradables. Puedes endulzar el smoothie agregando un dátil o una cucharada de pasas; pero si tu intención es bajar de peso evita todo el contenido calórico.

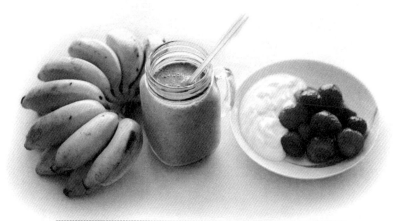

Los smoothies cargan al cuerpo de energía y lo llenan de minerales rápidamente. Son ideales para obtener nutrientes a mitad del día.

Superlicuados verdes
#SuperLicuadosVerdesLuvaOm

Son una manera muy eficiente de consumir vegetales ricos en nutrientes. Otra vez la creatividad juega un papel importante. Para realizar las siguientes recetas muele las hojas verdes con algo de fruta congelada y, si así lo deseas, utiliza agua de coco en lugar de agua natural. Estas preparaciones cargan al cuerpo de energía y lo llenan rápidamente de minerales, fibra, vitaminas y nutrientes.

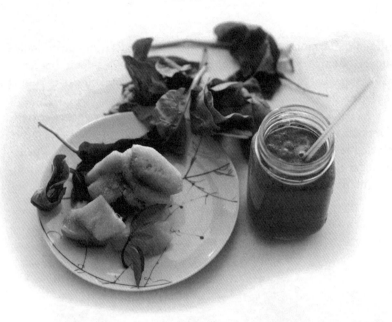

> *Los superlicuados verdes no sólo son deliciosos, además están llenos de vitaminas, minerales y energía para mantener el cuerpo y la mente activos y dispuestos para una práctica efectiva*

- Licuado 1
  ½ taza de agua
  1 taza de espinacas
  1 taza de piña
  1 naranja

- Licuado 2
  ½ taza de agua
  ½ taza de albahaca
  1 taza de pina

- Licuado 3
  ½ taza de agua
  ¼ taza de cilantro
  1 apio
  1 naranja

- Licuado 4
  ½ taza de agua
  ¼ taza de perejil
  1 apio
  1 mango

Tip: Agrega un poco de jengibre fresco o cúrcuma en polvo para enriquecer nutritivamente el superlicuado verde.

Superelixir de raíces
#SuperElixirLuvaOm

Me gusta llamar superraíces a los tubérculos que tienen propiedades extraordinarias, como el betabel, zanahoria, cúrcuma, jengibre y ginseng. Es aconsejable hacerlas jugo en un extractor, para quitar las fibras insolubles, así los nutrientes pasan con más facilidad al torrente sanguíneo y sus beneficios son digeridos y absorbidos con mucha facilidad y en poco tiempo.

El betabel es buenísimo para regular la presión arterial, debido a su alta concentración de nitratos, por lo que previene enfermedades cardiacas.

La cúrcuma, o *turmeric*, tiene muchas propiedades curativas. En India, Irán, Indonesia y China se usa en la gastronomía y en medicina. Está demostrado que tiene propiedades antiinflamatorias, antiartríticas y antifibrosis. Previene y combate células cancerígenas, mejora las funciones del hígado, ayuda a bajar el colesterol y se cree que previene el Alzheimer.

El jengibre posee propiedades antiinflamatorias, combate las migrañas, es un aliado del sistema inmunológico, controla los mareos, ayuda a descongestionar los senos para nasales y la nariz.

La zanahoria está llena de beta-carotenos que el hígado transforma en vitamina A, que a su vez se transforma en rodopsina, un pigmento que mejora la visión. La zanahoria contiene falcarinol, un pesticida natural que protege a la raíz de los hongos, y en el organismo reduce el riesgo de cáncer de pulmón, mama y colon.

El ginseng es una raíz que crece sólo en el hemisferio norte, en países como Corea, China, Siberia y Vietnam. Tiene muchos beneficios afrodisiacos para el sistema reproductor. Ayuda a mejorar la energía y el sistema inmunológico. Regula el azúcar en la sangre, evita la caída del cabello y limpia la piel. Para consumirlo es recomendable hacerlo como infusión o en ampolletas.

- Superelixir 1
  1 zanahoria
  2 cm de jengibre
  ½ betabel

- Superelixir 2
  1 zanahoria
  ½ cucharadita de cúrcuma

- Superelixir 3
  1 zanahoria
  ½ betabel

Tip: Para mejorar el sabor de estas preparaciones (que es muy intenso) puedes agregarle a todos media rebanada de piña, media naranja o medio apio.

Supercaldos, cocidos o pucheros y sopas
#SuperCaldosLuvaOm

Son una fuente deliciosa y fácil de preparar para obtener nutrientes. Existen en cualquier cultura y son una forma ancestral de mantener a la humanidad bien alimentada. Cualquier cultura tiene un caldo típico; con un poco de creatividad cualquier olla con agua hirviendo se puede transformar en un paraíso de sabor. México es una tierra rica en recetas tradicionales, pero también lo son países asiáticos. De la fusión de varias cocinas se pueden crear platillos increíbles.

La riqueza de estas preparaciones radica en la variedad de ingredientes. Al ser sometidas a una cocción, muchas proteínas vegetales son mejor aprovechadas y digeridas.

Aun cuando nuestro estilo de vida sea agitado, siempre podemos hacer tiempo para tener a mano un caldo nutritivo que nos sirva de almuerzo o merienda. En el caso de los elaborados con proteína animal, su valor alimenticio es de primera. Sin embargo la dieta yogui tiene una propuesta vegetariana. Es de dominio popular que cuando alguien está enfermo un caldito lo ayudará a mejorar.

- Supercaldo de verduras 1
  4 tazas de agua
  2 zanahorias
  1 taza de brócoli
  1 cebolla
  1 puño de cilantro
  1 tomate licuado
  1 taza de proteína vegetal
  Sal

- Supercaldo de verduras 2
  4 tazas de agua hirviendo
  1 taza de champiñones
  1 taza de garbanzos cocidos
  1 taza de espinacas
  Soya
  Sal

- Supercaldo de verduras 3
  4 tazas de agua
  1 taza de setas, hongos o champiñones
  1 cebolla
  1 puño de cilantro
  1 taza de proteína vegetal
  1 cucharada de soya
  Sal

Tips: Usa el tamaño de tu puño para medir, esa es la porción que tu cuerpo necesita.

Las verduras congeladas funcionan de maravilla para los caldos.

Es muy útil tener siempre proteína vegetal congelada. Prueba con lentejas, garbanzos, alubias, quinoa o frijoles cocidos y drenados. Una taza de cualquiera de estos ingredientes equivale a 9 gramos de proteína, la misma cantidad de un huevo.

Puedes agregar un huevo duro o pochado a cualquier supercaldo para enriquecerlo aún más.

Supersopas

Son una manera deliciosa de comer grandes cantidades de nutrientes sin tener que masticar cantidades interminables de ensalada. Son una forma deliciosa y caliente de comer sano. El aceite de coco, de olivo o cártamo emulsiona todos los ingredientes y le da una textura sedosa y cremosa.

- Supersopa #SuperSopasLuvaOm
  4 tazas de agua
  2 tazas de cualquier verdura o leguminosa
  ½ cebolla
  2 cucharadas de aceite de olivo, coco o cártamo
  Sal y pimienta

- Sopa cremosa 1
  4 tazas de supercaldo de hongos
  4 puños de espinaca
  1 taza de granos de elote

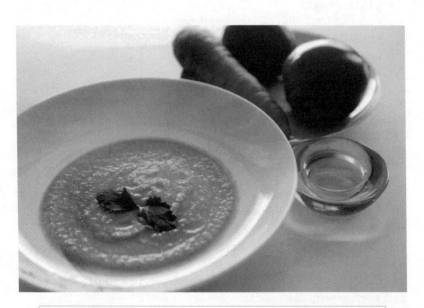

Las sopas cremosas son una maravilla, además de proveer al cuerpo de nutrientes indispensables, son una opción deliciosa, que combina sabor y buena salud.

- Sopa cremosa 2
  4 tazas de supercaldo de hongos
  1 puño de tallarines de arroz
  2 tallos de cebollín

- Sopa cremosa 3
  4 tazas de supercaldo de hongos
  1 puño de arroz
  1 taza de chícharos

Superensaladas
#SuperensaladasLuvaOm

Son una manera muy sana de alimentación; las hojas verdes brindan al cuerpo hierro, y las frutas y verduras aportan nutrientes esenciales para obtener energía para las prácticas de yoga y para las actividades cotidianas.

Las superensaladas son una manera muy sana de alimentación si se preparan con los ingredientes adecuados. Tradicionalmente se piensa que la lechuga es buena, pero yo sugiero sustituir con cualquier otra hoja verde que tenga más nutrientes, como arrúgala, espinaca, acelgas o col rizada. Una ensalada debe tener textura, así que agregar granos o supersemillas (almendras, cacahuates, nueces, linaza) enriquece el sabor. Una parte fundamental de las ensaladas es la proteína vegetal, que podemos obtener fácilmente de las leguminosas y arborescencias cocidas y drenadas. Me gusta agregar un poco de alguna fruta picada, le da un toque exótico a la receta y es divertido.

Ninguna ensalada está completa sin un buen aderezo, y como a todos nos gusta abusar de éstos, hay que diseñarlos con ingredientes sanos y deliciosos.

Los beneficios de las ensaladas son bien conocidos en todas las culturas y, en esta era digital, pueden encontrarse recetas prácticas en Internet; algunas incluyen proteína animal, pero aquí presento otras compuestas sólo de vegetales, siguiendo la tradición yogui.

- Ensalada 1
  ½ taza de quinoa
  3 puños de espinacas
  ½ mango
  ½ aguacate

- Ensalada 2
  ½ taza de lentejas
  3 puños de arúgula
  1 mandarina en cuadros
  Cilantro al gusto

- Ensalada 3
  ½ taza de garbanzo
  5 rebanadas de jitomate
  ½ puño de cilantro
  3 aros de cebolla

Tips: La fruta deshidratada funciona muy bien para darle sabor y textura a las ensaladas (arándanos, pasas, piña, etc.).

    Si te gusta el picante agrega un chile verde en rodajas, pues son una excelente fuente de antioxidantes.

Aderezos para ensaladas
#AderezosLuvaOm

- Aderezo de mostaza
  1 taza de jugo de limón
  Yogurt al gusto
  1 cucharadita de aceite de oliva
  1 cucharadita de mayonesa
  Mostaza al gusto
  Sal y pimienta

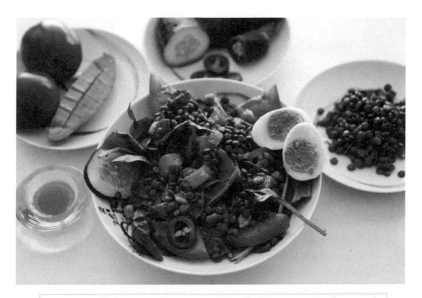

Las superensaladas son una manera muy sana de alimentación. Las hojas verdes proporcionan al cuerpo el hierro necesario para una adecuada oxigenación y la proteína de origen vegetal hacen de estas recetas una opción muy completa.

- Aderezo de limón
  El jugo de 3 limones
  2 cucharadas de jugo de naranja
  1 pizca de cúrcuma
  1 chorrito de aceite de olivo
  Ajo machacado al gusto
  Sal y pimienta

- Aderezo de pepino
  1 taza de yogurt
  ½ pepino
  ½ puño de perejil
  Sal

- Aderezo de cacahuate
  ¼ taza de cacahuates pelados
  ¼ de taza de agua
  2 cucharaditas de salsa de soya
  Sal

Mini menú:
ideas simples y sanas para todos los días

Este mini menú puede ser útil para entender que comer sano es fácil. Son consejos para organizar la estructura de nuestra alimentación a diario. Un menú simple, supernutritivo y supersano puede quedar sintetizado de la siguiente manera: 0% grasas saturadas, 0% azúcar refinada, 0% harina.

- Desayuno
  Enfrijoladas rellenas de ingredientes orgánicos, locales y frescos. Ejemplo: 2 tortillas de maíz + 1 puño de espinacas + salsa de frijol. O entomatadas rellenas de frijol: 2 tortillas de maíz + frijoles + salsa de tomate.
  Cualquiera de estos platillos puede acompañarse con jocoque o queso cottage para enriquecer con proteínas y sabor. También puede agregarse cualquier salsa picante o carne, mientras sea magra. Una rebanada de aguacate es una magnífica opción.

- Snack mañanero
  Un superlicuado, un superbatido, dos puños de fruta con yogurt, un huevo duro, jícama, pepino o zanahoria con aderezo de hummus. Ojo, elige sólo una de estas alternativas.

- Comida
  Un supercaldo + ensalada o una supersopa + ensalada.

- Snack a media tarde
  Plátano, manzana o un puño de cualquier fruta; un puño de frutos secos, un huevo duro, tres puños de palomitas de maíz caseras, una barra de amaranto; jícama, pepino o zanahoria con hummus. De igual manera, elige sólo una de estas opciones.

- Cena
  Escoge una de las siguientes alternativas: superensalada, superbatido con chía, dos enfrijoladas rellenas de queso cottage o jocoque, dos entomatadas rellenas de queso cottage o jocoque.

El yoga nos inspira a tener equilibrio, así que, sin ser dogmáticos ni extremistas, aportemos libertad a nuestra vida. Utilicemos los alimentos que tenemos al alcance. Evitemos la harina de trigo, el azúcar refinado, las grasas saturadas y tratemos de comer fresco y sano. ॐ

Glosario

Ahimsa: no violencia.
Amrita: el elixir de la inmortalidad.
Ananda: éxtasis.
Apana: exhalar.
Asana: postura.
Asteya: no robar.
Astau: 8.
Asura: demonio.
Atman: el uno, el ser que se hace
    uno con el todo.

Bandhah: fusión.
Brahma: el dios creador.
Brahmachari: célibe.
Brahmán: lo absoluto.
Brahmin: la casta de sacerdotes.

Chandra: luna.
Citta: mente, conciencia.

Dharana: concentración.
Dharma: las leyes cósmicas que
    rigen a cada individuo según
    sus acciones en vidas pasadas.

Dristi: punto focal de visión,
    mirada.

Eka: uno.

Gurú: maestro.

Hrdaye: corazón.

Indra: el rey de los dioses.
Ishvara: el ideal de conciencia pura,
    estado de iluminación.

Jnana: conocimiento.

Karma: acción en general, deber.
Krama: secuencia, flujo, sucesión.
Kriya: acción.
Kurma: tortuga.

Maha: gran, grande.
Mala: collar.
Mantra: entonación.
Maya: ignorancia.
Mulah: raíz.

Nabhi: ombligo.
Nidra: sueño.
Niroda: calmar, detener.
Nirvana: ausencia de ego, deseo y
    pasión. Liberación y éxtasis.
Niyama: disciplina interna.

Om: la palabra más sagrada de
    los vedas; el símbolo de lo
    absoluto.

Prana: el aliento vital que sostiene
    al cuerpo físico.

Sadhana: paz interior.
Samadhi: éxtasis, integración,
    hacerse uno con el todo,
    igualarse con el todo.
Samsara: este mundo, donde se
    reencarna.
Samskara: impresiones kármicas de
    otras vidas.
Santosa: conformarse.
Satya: verdad.
Sauca: pureza.
Shiva: dios destructor de la
    ignorancia.

Siddhas: el perfecto, seres semidi-
    vinos, puros e iluminados con
    poderes sobrenaturales.
Siddhih: poderes.
Surya: sol.
Sutra: verso.
Svadhyaya: autoestudio.
Swami: dueño.

Tapah: austeridad.
Trayam: estos tres.

Vedanta: sistema filosófico descrito
    en los *Upanishads*, el *Bhagavad
    Gita* y los *Brahmasutras*.
Vedas: textos que representan
    la máxima autoridad de la
    religión hindú.

Yama: disciplina externa.
Yoga: la unión del individuo con
    lo supremo, así como la disci-
    plina que trata de eso.
Yogui: el que practica yoga.

Bibliografía

Anónimo. *Bhagavad Gita* (traducción del sánscrito por Swami Nikhilananda). Ramakrishna-Vivekananda Center, USA: 1994.

Beatrice Trum Hunter. *Yogur y kéfir.* EDAF, España: 1981.

Bethany Mc Lean. *Whose Yoga is it, anyway?* en Vanity Fair, abril 2012.

David Swenson. *Ashtanga yoga: The practice Manual.* Ashtanga Yoga Productions, Corea: 1999.

Georg Feuerstein. *Yoga.* Oniro, España: 1998.

Gregor Maehle. *Ashtanga Yoga: The intermediate series.* New World Library, USA: 2009.

Guy Donahaye y Eddie Stern. *Guruji.* North Point Press, USA: 2010.

John Scott. *Ashtanga Yoga: The definitive step-by-step guide to dynamic yoga.* Gaia Books Limited, Londres: 2000.

Joshua Greene. *Hanuman: The Heroic Monkey God.* Mandala Publishing, China: 2008.

R. Sharath Jois. *Ashtanga Yoga Anusthana.* KPJAYI, India: 2013.

Rajendar Menen. *The Healing Power of Mudras: The Yoga of the Hands.* Singing Dragon, Londres: 2010.

Ray Long. *The Key Poses of Yoga.* Bandha Yoga Publications, China: 2008.

Sri K. Pattabhi Jois. *Yoga Mala.* North Point Press, USA: 2010.

Srivatsa Eamaswami. *Yoga para las tres etapas de la vida.* Grupo Editorial Tomo, México: 2006.

Suami Suatmarama, *Hatha Yoga Pradipika* (traducción del sánscrito de 1893 por Brahmananda), Library and Research Center, India: 1972.

Swami Buddhananda. *Mula Bandha: The master key.* Bihar School of Yoga, India: 1996.

William J. Broad. *The Science of Yoga: The Risks and the Rewards.* Simon&Shuster Paperback, USA: 2012.

Yoga, sabiduría eterna. Tradición universal,
de Luva Om
se terminó de imprimir y encuadernar en junio de 2015
en Programas Educativos, S. A. de C.V.
Calz. Chabacano 65 A, Asturias DF-06850